Sprach-, Sprech- und Stimmstörungen –
interdisziplinäre Kooperation in der Therapie

HALLESCHE SCHRIFTEN ZUR SPRECHWISSENSCHAFT UND PHONETIK

Herausgegeben von
Eva-Maria Krech und Eberhard Stock

Band 6

PETER LANG
Frankfurt am Main · Berlin · Bern · Bruxelles · New York · Oxford · Wien

Eva-Maria Krech (Hrsg.)

Sprach-, Sprech- und Stimmstörungen – interdisziplinäre Kooperation in der Therapie

Festschrift zum 65. Geburtstag
von Volkmar Clausnitzer

PETER LANG
Europäischer Verlag der Wissenschaften

Die Deutsche Bibliothek - CIP-Einheitsaufnahme

Sprach-, Sprech- und Stimmstörungen – interdisziplinäre Kooperation in der Therapie ; Festschrift zum 65. Geburtstag von Volkmar Clausnitzer / Eva-Maria Krech (Hrsg.). -Frankfurt am Main ; Berlin ; Bern ; Bruxelles ; New York ; Oxford ; Wien : Lang, 2002
(Hallesche Schriften zur Sprechwissenschaft und Phonetik ; Bd. 6)
ISBN 3-631-38620-6

Frontispiz: Gedruckt mit Genehmigung des Abgebildeten.

ISSN 1437-3890
ISBN 3-631-38620-6

www.peterlang.de

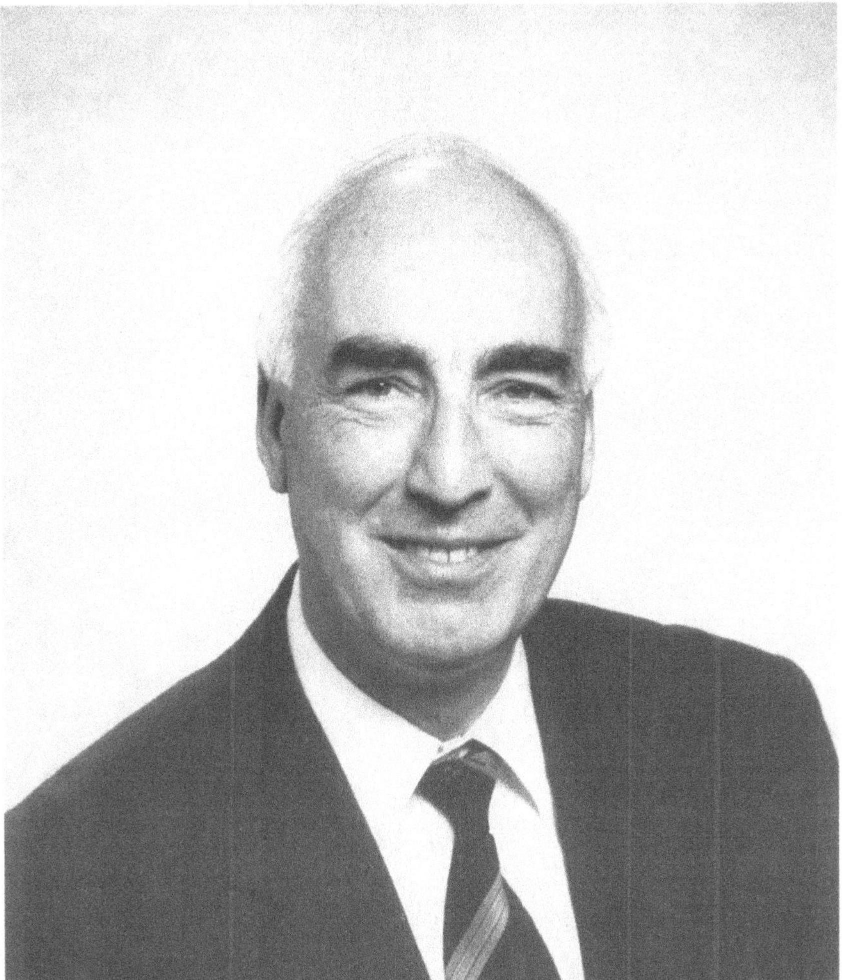

Inhaltsverzeichnis

Vorwort

Der hier vorliegende Band ist eine Festgabe zum 65. Geburtstag von Dr. phil. Volkmar Clausnitzer am 7. Januar 2002. Freunde, Kollegen, Mitarbeiter und Weggefährten möchten den Jubiliar mit ihren Beiträgen ehren und seine umfangreiche und erfolgreiche wissenschaftliche und therapeutische Tätigkeit auf dem Gebiet der Sprach-, Sprech- und Stimmstörungen sowie bei der Entwicklung der orofazialen Muskelfunktionstherapie würdigen.

Autoren aus unterschiedlichsten Fachdisziplinen kommen dabei zu Wort: Es sind Phoniater und Pädaudiologen, Pädiater, Zahnärzte und Kieferorthopäden, (Klinische) Sprechwissenschaftler, Sprecherzieher, Sprachheilpädagogen, Logopäden, Psychologen und Physiker. Ihre Beiträge beziehen sich auf das weite Feld der Sprechbildung, Stimmbildung und Therapie der Sprach-, Sprech- und Stimmstörungen bzw. der Störungen orofazialer Muskelfunktionen. Dabei werden vielfältige Aspekte erörtert: So geht es um Fragen der zentralen Verarbeitung bzw. Steuerung (v. Suchodoletz et al.; Bastian); es geht um neue Forschungsergebnisse über die funktionalen Zusammenhänge beim Einfluss der Artikulation auf die Stimme (Gall), und es werden eine Syndromklassifizierung der Dysarthrie (Lehmann) sowie Therapiekonzepte bzw. -verläufe bei spezifischen Störungen (Miethe; Schelhorn-Neise / Zimmermann) vorgestellt. Auch Probleme der Singstimme spielen eine wichtige Rolle (Gundermann; Weikert), desgleichen Fragen der Ausbildung und Kenntnisvermittlung (Leutloff; Wagner). Darüber hinaus geht es um Einzelfragen, so um Probleme der Norm im Zusammenhang mit der logopädischen Therapie (Hermann-Röttgen), um die Bedeutung der

Atmung für Sprechbildung und Therapie auf der Basis des Konzepts von Schlaffhorst-Andersen (Saatweber) sowie um methodische Hinweise zu Übungen für die Realisierung ausgewählter Merkmale der deutschen Standardaussprache (Trenschel). Weitere Beiträge verdeutlichen insbesondere die engen Beziehungen zwischen kieferorthopädischen und logopädischen bzw. myofunktionellen Therapien (R. Clausnitzer; Gudermann). Schließlich sei hervorgehoben, dass auch die Grundzüge der orofazialen Muskelfunktionstherapie dargestellt werden (Michel). Dieser Beitrag thematisiert damit einen wichtigen Schwerpunkt in der Arbeit von Volkmar Clausnitzer. Darüber hinaus macht er (am Beispiel der myofunktionellen Therapie) in besonderer Weise deutlich, welchen hohen Rang die interdisziplinäre Kooperation und die Berücksichtigung der Gesamtpersönlichkeit des Patienten bei der Sicherung von Behandlungserfolgen einnehmen.

Diese Grundauffassung kennzeichnet das wissenschaftliche und praktisch-therapeutische Wirken von Volkmar Clausnitzer. Dabei ist ihm seine Herkunft aus der Halleschen Schule, seine Prägung durch das Sprechwissenschaftsstudium an der halleschen Universität, nach wie vor gegenwärtig. Zitiert er doch im ersten Satz der Einleitung zu seinem Buch „Myofunktionelle Therapie aus sprechwissenschaftlicher und kieferorthopädischer Sicht" (1992) seinen akademischen Lehrer Prof. Dr. Hans Krech im genannten Sinn. Hans Krech stand für eine humanistisch-ganzheitliche Auffassung vom Fach Sprechwissenschaft und insbesondere von jeder therapeutischen Tätigkeit. Wie starkt diese Haltung auch das gesamte berufliche Handeln von Volkmar Clausnitzer bestimmte und noch heute bestimmt, zeigt sich u. a. in der Breite der von ihm behandelten Störungsbilder, aber auch in der Weiterentwicklung von Therapiemethoden, wozu insbesondere seine Leistungen in der Systematisierung und Durchsetzung der Myofunktionellen Therapie in Deutschland gehören. Er hat dazu 1992 (zusammen mit seiner Frau, der Kieferorthopädin Dr. med. dent. Renate Clausnitzer, und dem Zahnarzt Dr. med. dent. Erhard Thiele) das oben genannte Buch vorgelegt, dessen entscheidender Ansatz eine ganzheitliche Sicht ist und das als das erste deutschsprachige Grundlagenwerk zu dieser Problematik gilt. Clausnitzers Grundhaltung zeigt sich auch – und hier kann nur auf ausgewählte Beispiele verwiesen werden – in seinen, ebenfalls in interdisziplinärer Zusammenarbeit betriebenen Forschungen an bisher fast 2000 Probanden und der daraus erwachsenen Inaugurierung eines Systems der Muskelfunktionstherapie, der „Orofazialen Muskelfunktionstherapie OMF". Dieses System wurde 2001 in einem Übungsbuch zur myofunktionellen Therapie vorgestellt.

Die Realisierung interdisziplinärer Kooperation, insbesondere mit namhaften Vertretern der Zahnmedizin/Kieferorthopädie, der Verhaltenswissenschaft, der Sozialpädiatrie, der Motologie und Psychomotorik sowie der Phoniatrie war und ist für Volkmar Clausnitzer selbstverständlich, und er baute sie an den verschiedenen Stätten seines beruflichen Wirkens aus: als Leiter der Ambulanz für Sprach- und Stimmstörungen des Saalkreises Halle (bis 1974), bei seiner Tätigkeit als Dipl.-Sprechwissenschaftler in der HNO-Abteilung der Zentralpoliklinik in Halle-Neustadt (bis 1990), bei seiner nebenamtlichen Arbeit in der Universitäts-Kinderklinik in Halle (1966 – 1990) sowie schließlich als Sprach- und Stimmtherapeut am Kreiskrankenhaus Heilbronn (1990 – 1991) und seit 1991 als Diplom-Sprechwissenschaftler und leitender Logopäde am Sozialpädiatrischen Zentrum Altötting.

Diese interdisziplinäre Kooperation gelang ihm nicht zuletzt in der jahrzehntelangen Forschungs- und Publikationstätigkeit, die er gemeinsam mit seiner Frau leistete. Mit ihr zusammen gab er auch 1997 den Band „Logopädie für Studierende und Praktiker" heraus, in den u. a. seine Forschungen zum frühkindlichen Spracherwerb und allgemein zur frühen Kommunikationsfähigkeit des Kindes eingegangen sind.

Das theoretische Konzept, das der praktisch-therapeutischen Tätigkeit, den Lehrveranstaltungen und den Veröffentlichungen von Volkmar Clausnitzer zugrunde liegt, ist somit geprägt durch Interdisziplinarität. Sein stets wissenschaftlich fundierter Therapieansatz erweist sich als vieldimensional, einzelfallbezogen und methodenkombiniert. Dadurch und durch die Aufarbeitung und praktische Umsetzung seiner Erfahrungen in der interdisziplinären Zusammenarbeit mit Ärzten und Therapeuten verschiedener Fachrichtungen trug Volkmar Clausnitzer zur Durchsetzung des Paradigmenwechsels hin zu ganzheitlichen Methoden bei der Behandlung von Kommunikationsstörungen bei.

Es bleibt zu hoffen, dass es Volkmar Clausnitzer auch in Zukunft gelingt, sein Wissen und seinen Erfahrungsschatz für andere nutzbar zu machen. Davon sollten nicht nur Lernende profitieren, sondern letztlich und vor allem die Patienten.

Ich gratuliere Volkmar Clausnitzer zum 65. Geburtstag und wünsche ihm eine anhaltend stabile Gesundheit, persönliches Wohlergehen und unverminderte Schaffenslust.

*

Allen Autoren, die mit ihren Beiträgen das Zustandekommen der Festschrift ermöglichten, möchte ich an dieser Stelle meinen Dank aussprechen.

Mein Dank gilt des Weiteren Herrn Dipl.-Ingenieur Peter Müller für seine Unterstützung bei der Herstellung eines kopierfähigen Gesamtmanuskriptes und den Dipl.-Sprechwissenschaftlerinnen Frau Barbara Blumtritt und Frau Annette Leutloff sowie der Sprechwissenschaftlerin Frau Christiane Ulbrich M. A. für ihre Hilfen beim Korrekturenlesen.

Eva-Maria Krech, Halle / Saale

Grußwort
des „Deutschen Bundesverbandes der Klinischen Sprechwissenschaftler e.V." (DBKS e.V.)

Susanne Zimmermann, Vorsitzende des DBKS e.V., Jena

Sehr geehrter Herr Dr. phil. Clausnitzer,

als Vorsitzende des DBKS e.V. darf ich Ihnen im Namen des Verbandes herzlich zum 65. Geburtstag gratulieren, den Sie am 07.01.2002 begehen.

Als langjähriges Mitglied des Verbandes und als stellvertretender Leiter der Arbeitsgemeinschaft „Klinische Sprechwissenschaft" der Gesellschaft für Oto-Rhino-Laryngologie und cervicofaciale Chirurgie sind Sie ein gutes Stück Weg mit den klinisch tätigen Sprechwissenschaftlern gegangen.
Ich möchte deshalb einige wesentliche Meilensteine Ihres beruflichen Lebens als klinisch tätiger Sprechwissenschaftler aufzeigen.

Nachdem Herr Clausnitzer 1955 in seiner Geburtsstadt Halle das Abitur ablegte, studierte er bis 1960 Germanistik, Geschichte und Kunstgeschichte an der Martin-Luther-Universität Halle-Wittenberg. Von 1960 bis 1965 arbeitete er als Lehrer in Mansfeld und in Halle an der August-Hermann-Francke-Oberschule. Gleichzeitig begann Herr Clausnitzer das Studium der Sprechwissenschaft an der Martin-Luther-Universität. In seiner späteren Funktion als Leiter der Ambulanz für Sprach- und Stimmstörungen des Saalkreises in Halle konnte er die Therapie stimm- und sprachgestörter Kinder und Erwachsener unter sprechwissenschaftlichen Gesichtspunkten durchführen. Bis zum Weggang aus seiner Heimatstadt 1990 arbeitete Herr Clausnitzer weiterhin in nebenamtlicher Tätigkeit in der neuropädiatrischen Abteilung der Universitätsklinik Halle. Zunächst jedoch wechselte er als Klinischer Sprechwissenschaftler an die Hals-Nasen-Ohren-Abteilung der Zentralpoliklinik „Robert Koch" in Halle-Neustadt. In diese Zeit fällt neben der intensiveren Mitarbeit bei den Tauglichkeitsuntersuchungen für sprech- und stimmintensive Berufe die nachhaltige Beschäftigung mit den Schluckhabits bei Erwachsenen und Kindern als eine Ursache für Sprech- und Sprachstörungen. Die Erfahrungen gab Herr Clausnitzer dabei auch an viele Studenten der Sprechwissenschaft während der therapeutischen Praktika in der Poliklinik weiter.

Nach einer einjährigen, neurologisch betonten therapeutischen Tätigkeit am Kreiskrankenhaus Heilbronn/Baden-Württemberg und der Anerkennung zum Logopäden ging Herr Clausnitzer an das Sozialpädiatrische Zentrum Altötting in Oberbayern. Als Leitender Logopäde diagnostizierte und therapierte er hier Kinder mit Stimm-, Sprech- und Sprachstörungen. Zusätzlich widmete sich Herr Clausnitzer erwachsenen Patienten mit zentral bedingten Sprach-, Sprech-, Stimm- und Schluckstörungen.

Seine langjährigen Erfahrungen gibt Herr Clausnitzer den Studenten an der Hochschule für Musik und Darstellende Kunst Stuttgart weiter. Auch an Logopädenschulen in Darmstadt, Stuttgart und Suhl sind seine Fähigkeiten als Dozent gefragt. Gastvorlesungen an den Universitäten Würzburg, München und Greifswald runden seine Lehrtätigkeit ab. In zahlreichen Veröffentlichungen, Büchern, Workshops und Tagungsbeiträgen hat sich Herr Clausnitzer zu Wort gemeldet.

Hervorzuheben ist in diesem Zusammenhang ganz sicherlich die fruchtbare Zusammenarbeit mit seiner Frau, der Kieferorthopädin Dr. med. dent. Renate Clausnitzer. Die gemeinsame Beschäftigung im Grenzgebiet zwischen Zahnheilkunde, Kieferorthopädie und Klinischer Sprechwissenschaft sowie Logopädie fand nicht zuletzt ihren Höhepunkt in den Buchveröffentlichungen zur Myofunktionellen Therapie und Logopädie (Clausnitzer, V., 2001; Clausnitzer, V. u. R. Clausnitzer, 1997).

Einen persönlichen Beitrag zur Profilierung der Klinischen Sprechwissenschaft hat er neben der Mitarbeit im Verband der Klinischen Sprechwissenschaftler auch unter anderem durch die Mitautorenschaft in Form des Kapitels „Ablauf der sprechwissenschaftlichen Stimmfunktionstherapie" des klinisch-sprechwissenschaftlichen Standardwerkes „Die Behandlung der gestörten Sprechstimme-Stimmfunktionstherapie" (Pfau/Streubel, 1982, 84-90) geleistet.

Sehr geehrter Herr Dr. phil. Clausnitzer,

Im Namen der Mitglieder des DBKS e.V. wünsche ich Ihnen alles Gute in Ihrem weiteren Leben, vor allem Gesundheit und Glück, aber auch weiterhin ein so starkes Interesse an den Problemen der stimm-, sprech-, sprach- und schluckgestörten Patienten.

Susanne Zimmermann

Literatur:

Die Behandlung der gestörten Sprechstimme – Stimmfunktionstherapie (1982). Hrsg.: E.-M. Pfau und H.-G. Streubel. Leipzig.

Clausnitzer, V. und Clausnitzer, R. (1997): Grundlagen der Therapie von Sprachstörungen und Sprechstörungen. Stuttgart (Logopädie für Studierende und Praktiker. Bd.1)

Clausnitzer, V. (2001): Orofaziale Muskelfunktionstherapie (OMF). Ein myofunktionelles Übungsbuch. Dortmund.

Zur emotionalen Kompetenz des Menschen und ihren evolutionsbiologischen Grundlagen

Hans–Jürgen Bastian, Suhl

Das In–der–Welt–Sein des Menschen basiert notwendig, wenn auch nicht ausschließlich auf Wahrnehmungen der natürlichen, psychischen und sozialen Umwelt sowie der Eigenwelt. Wahrnehmungen sind sinnliche Erkenntnisse. Sie zeitigen Gefühle. Gefühle sind Wertungen im Sinne einer Groborientierung. Sie können und müssen kognitiv – noetisch zum Zwecke der Entscheidungsfindung im Interesse zielgerichteten Handelns bewertet, d.h. relativiert oder motivational fokussiert, werden.

Eine Wahrnehmung ist immer auch die Verifikation, Falsifikation oder Modifikation von Hypothesen, die der Wahrnehmende bereits in die aktuelle Reizsituation einbringt. Diese Hypothesen oder Vorurteile sind zum Teil phyletischer Erwerb aposteriorischer Art, also genetisch bedingt, zum Teil sind sie erfahrungsbedingte Vorurteile, die von den Vorerfahrungen über die betreffenden Sachverhalte und den entsprechenden Lernprozessen abhängen. Vor-Urteile sind existenznotwendig und vorteilhaft, denn sie ermöglichen die sofortige Orientierung in inhaltlich und/oder strukturell neuartigen, ungewohnten Situationen. Vor-Urteile sind eine Orientierungshilfe, die Zeit, Energie und Risiko sparen hilft. Sie bedürfen allerdings der Korrektur im Sinne immer größerer Realitätsadäquatheit durch Lernprozesse des Individuums.

Die Unmittelbarkeit der emotionalen Hörerreaktionen stellt für das Individuum eine Orientierungs- und Entscheidungshilfe dar, die Zeit, Energie und Risiko sparen hilft: vor allem Entscheidungszeit, Zeit der Unsicherheit bzw. Reaktionszeit. Das limbische System liefert auch dann eine spontane emotionale Vorabbewertung von Situationsänderungen – und dazu gehören natürlich auch Kommunikationssituationen -, wenn die im internen Modell der Wirklichkeit gespeicherte Erfahrungsbasis noch fehlt. Das ist in der Anfangsphase neuer, zunächst unbekannter Kommunikationssituationen der Fall oder überhaupt beim Auftreten qualitativ neuartiger, bisher unbekannter Objekte, Personen oder Situationen und natürlich in der Frühphase der Ontogenese. Die Sofortbewertung sensorischer Informationen mittels des primären, fundamentalen Sympathie-Antipathie-Mechanismus des limbischen Systems noch vor der Bewertung durch den Neocortex bringt daher immer die Gefahr negativer oder positiver Vorurteilsbildung mit sich. Dieses evolutionsbiologisch uralte Erbe, seinem Ursprung nach eine biologische Orientierungshilfe, bedarf in der menschlichen Gesellschaft beständig der kognitiven Objektivierung und Distanzierung einschließlich der Prüfung an sozialen Erfahrungen.

Das menschliche Gehirn verfügt über 4 x 10 Milliarden Neuronen, deren Vernetzung und variable Nutzungsmöglichkeiten sich auf der Grundlage eines vorgegebenen genetischen Programms unter dem Einfluss epigenetischer Nutzung und Entwicklung zu einem Steuer- und Kontrollorgan mit hoher Variabilität und Anpassungsfähigkeit herausgebildet hat. Dies trifft keineswegs, wie häufig angenommen wird, nur auf die Großhirnrinde zu, sondern auch auf die tiefer liegenden, subkortikalen Gebiete, so auch auf das limbische System, in dem die emotionalen Vorgänge organisiert werden.

Die Bezeichnung limbisches System stammt von den Teilen des Archaeopallium und des Palaeopallium, die wie ein Saum (Limbus) den Balken (Corpus callosum) umgeben. Sie beschränkten sich ursprünglich nur auf entsprechende Endhirnabschnitte. Diese sind jedoch so eng mit umschriebenen Teilen der anderen Hirnabschnitte verknüpft, dass heute mit dem Begriff limbisches System der folgende große Komplex umfasst wird:

Im Endhirn (Telencephalon): Hippocampusformation, Corpus amygdaloideum, Regio septalis, Regio preoptica, Gyrus cinguli, Gyrus parahippocampalis.

Im Zwischenhirn (Diencephalon) : Hypothalamus.
Im Mittelhirn (Mesencephalon): einige paramedian gelegene Kerne der Formatio reticularis.

Das limbische System reguliert alle elementaren Lebensäußerungen der Selbsterhaltung (Nahrungsaufnahme, Verdauung) und der Arterhaltung (Fortpflanzung). Diese vitalen, homoeostatischen Vorgänge werden immer von Lust- oder Unlustgefühlen begleitet. Sie sind die ursprüngliche, biologische Basis für die Rolle des limbischen Systems im emotional–affektiven Geschehen. Die intralimbischen Verbindungen werden im wesentlichen durch den Fornix, ein dickes Faserbündel, sowie durch das mediale Vorderhirnbündel und das dorsale Längsbündel vermittelt. Darüber hinaus existieren Verbindungen mit dem Neocortex und Kernen der extrapyramidalen Motorik. Die ein evolutionsbiologisches Novum darstellende Verbindung mit dem Neocortex erlangt beim Menschen besondere Bedeutung.

Das limbische System ist das morphologisch-strukturelle Substrat emotionaler Bewertung sensorischer Informationen überhaupt. Es ist damit die motivationale Basis kognitiver und kommunikativer Prozesse. Die Verarbeitung kommunikativer Signale durchläuft den gleichen Bewertungsprozess wie sensorische Informationen generell. Das limbische System ist daher die emotionale Bewertungsinstanz der Kommunikationssituation und ggf. der nichtlingual-phonetischen Formativelemente der lingualen Äußerungen.

Die anatomischen Strukturen, die intralimbischen Verbindungen und die Funktion des limbischen Systems sind von den primitivsten bis zu den höchsten Säugern und dem Menschen praktisch unverändert. Die evolutionsbiologische Konstanz der Bewertungsstrukturen besagt, dass die wertende Einstellung zu akustischen Phänomenen teilweise bereits genetisch vorgegeben ist. Zum anderen Teil ist sie offen für die im Rahmen der individuellen Entwicklung erforderlichen Lernprozesse. Diese Offenheit für Lernprozesse ist beim Menschen prinzipiell auf der Basis einer lebenslangen Plastizität möglich; auf niederen biologischen Entwicklungsstufen währt diese Offenheit für individuelle Lernprozesse in der Regel nur die winzige Zeitspanne der „sensiblen Phase“ im Rahmen der sogenannten „Prägung“.

Die Aufnahme neuer Informationen in das deklarative Gedächtnis beruht auf Wechselwirkungen zwischen neokortikalen Rindenfeldern und dem limbischen System. Das limbische System ist ein System von Kernen und Faserverbindungen, das an der Basis des Gehirns und der Medialseite der Hemisphären lokalisiert ist. Der an der Hirnbasis gelegene Teil steuert vegetative Körperfunktionen und basale emotionale Reaktionen wie Wut, Angst oder Lust. Für die Gedächtnisfunktion entscheidend sind Schleifen, die an der Medialseite der Hemisphären den dritten Ventrikel umkreisen. Diese Schleifen verbinden die an der Innenseite des Schläfenlappens gelegene Hippokampusformation mit dem Thalamus und dem Septum pellucidum, das mit angrenzenden Kernen die funktionelle Einheit des basalen Vorderhirns bildet. An jeder dieser Stationen ist der Informationsfluss in den limbischen Schleifen mit Informationsverarbeitung in anderen Teilen des Gehirns verschaltet. Die Hippokampusformation ist mit neokortikalen Assoziationsfeldern verbunden, die vorwiegend, aber nicht ausschließlich im Temporallappen lokalisiert sind. Von den in die limbischen Schleifen eingebundenen Kernen des Thalamus ziehen Verbindungen zur Rinde des Frontallappens. Das basale Vorderhirn ist mit den basalen Anteilen des limbischen Systems verbunden. Über diese Schaltstellen sind die limbischen Schleifen mit drei Arten von Informationen verbunden: über den Hippokampus mit den Ergebnissen der Bearbeitung von sensorischen Eindrücken und von Sprache; über das basale Vorderhirn mit emotionalen und vegetativen Reaktionen, und über den Thalamus mit der zentralen Kontrolle, die eine wesentliche Funktion von frontalen Rindenfeldern ist.

Das limbische System unterscheidet Intensitätsstufen auf einer polar ausgebildeten Qualitätsskala, die als Emotionen erlebbar sind und deren Veränderungen in Affekten kenntlich werden. Es ist ein System der Selbstbewertung. In dieser Funktion liefert es eindimensionale Situationscharakteristika, vorzugsweise Bewertungen von Situations<u>änderungen</u> bezüglich ihrer organismischen Bedeutsamkeit. Informationsbewertung und Handlungsmotivation werden auf <u>einer</u> Skala affektiver Gewichtung abgebildet, einer Gewichtung, die mit ihrer Veränderung die Wahrnehmungs- und Handlungsdynamik stimuliert. Es handelt sich um ein internes Wirkungskontinuum nach Art einer Rang- oder Ordinalskala, das sich zwischen zwei extremen phänomenalen Ausprägun-

gen erstreckt. In seinem Mittelfeld befindet sich der Indifferenzbereich, dem die Neutralitätsurteile über die einwirkenden physikalischen Reizgrößen zuzuordnen sind. Das phänomenale Kontinuum von Wahrnehmungsgrößen bzw. diesen entsprechenden emotionalen Wahrnehmungsinhalten wird praktisch durch die sprachlich benannte Urteilsskala gerastert. Es ist bisher nicht beachtet worden, dass die Messung emotionaler Eindrucksqualitäten mittels des semantischen Differentials nach Osgood, Suci und Tannenbaum, des Polaritätsprofils nach Hofstätter oder des Eindrucksdifferentials nach Ertel letztlich in der Funktionsweise des limbischen Systems gründet und von dort ihre Berechtigung erhält. Die Bewertungsinstanz misst eindimensional: von sehr gut über befriedigend bis zu miserabel. Sie aktiviert Zuwendung oder Aversion, in der Verhaltensbiologie bekannt als affines oder diffuses Verhalten bzw. als Appetenz oder Aversion. Appetenz oder Aversion sind die elementaren emotionalen Entscheidungen, die sich mit ‚Ja' und ‚Nein' umschreiben lassen und die in sich noch abgestuft sein können. Emotionsfreie Bewertungen gibt es nicht.
Angenehm – unangenehm, sympathisch – unsympathisch, gut – schlecht, gut – böse sind Werturteile, die menschheitsgeschichtlich entstanden sind. Später kommen die ästhetischen Kategorien schön – hässlich hinzu.

In der durch Situationsbildung unendlichen, beständig wechselnden Fülle der Subjekt-Objekt-Beziehungen erfüllen die Emotionen eine notwendige Orientierungs- und Regulierungsfunktion im Hinblick auf die vitale und existentielle Gewichtung der je aktuellen Situation und sich daraus ergebenden Konsequenzen hinsichtlich Motivation, Entscheidung und Tätigkeit. Emotionen sind kein Epiphänomen und keine Begleiterscheinung, schon gar kein Selbstzweck, auch kein notwendiges Übel. Sie sind eine wichtige Orientierungs- und Entscheidungshilfe für das Subjekt. Die Emotionen stellen individuelle Situationsbewertungen dar, die dem kognizierenden Subjekt die Bedeutung seiner jeweiligen, situativen Subjekt-Objekt Beziehung im Hinblick auf deren Zuträglichkeit, Indifferenz oder Abträglichkeit gegenüber seinen Bedürfnissen, Idealen, Interessen und Einstellungen bzw. die Veränderbarkeit oder Unveränderbarkeit der situativ relevanten Lebens- und Tätigkeitsbedingungen für die Befriedigung bzw. Realisierung seiner Bedürfnisse, Motivationen und Einstellungen signalisieren. Emotionen vermitteln somit zwischen Denken und Handeln, zwischen Kognition und Tätigkeit. Die emotionale Bedeutungsbelegung ist so ipso eine subjektive auf der Basis objektiver Sachverhalte.

Das limbische System ist Bewertungssystem für die sensorische Information, Bewertungsinstanz für die Entscheidungsbildung sowie Bewertungsinstanz für die Qualität der Verhaltensprogramme. Die Veränderung des emotionalen Status wirkt durch die Koppelung des limbischen Systems mit der Formatio reticularis aktivierend. Der emotionale und der motivationale Status haben unmittelbare Auswirkungen auf die Leistungsfähigkeit und damit auf das Sozialverhalten des Individuums. Emotionen vermögen als Motivationen wirksam zu werden. Erkenntnisse, Entscheidungen und Verhaltenssteuerungen werden nur zusammen mit einer positiven oder negativen emotional-motivationalen Wertung gespeichert. Damit ist die Rolle der Affekte, Emotionen und Motivationen für Gedächtnisbildung und Lernen angesprochen. Umgekehrt werden emotional-motivationale Wertungen nur interiorisiert bzw. gespeichert, wenn sie zusammen mit Erkenntnissen, Entscheidungen und /oder Verhaltenssteuerungen (Handlungen) aufgenommen und das heißt individuell erlebt werden können – anderenfalls wären sie „leer", das heißt ohne Erinnerungswert.
Die Funktion der Emotionen ist also die Bewertung der individuellen Umweltbezogenheit, um eine – ebenfalls individuelle – Leitlinie für Handlungsmöglichkeiten im Rahmen der situativ gegebenen Lebensverhältnisse zu haben.

Die subjektive Bewertung erfolgt ebenso rational wie emotional. Es gibt nicht nur wichtige Verbindungswege, sondern auch eine enge Wechselwirkung zwischen limbischem System via Fornix und Frontallappen. Die medialen Vorderhirnbündel haben an dieser Vermittlung zentralen Anteil. Durch die Wechselwirkung mit dem Frontalhirn als einem der höchsten zentralnervösen Abschnitte erreicht das limbische System beim Menschen eine evolutionsbiologisch neue Qualität. Auf Grund der hierarchischen Unterordnung unter den Neocortex sind bewusster Einfluss auf den Neocortex und Steuerung der Motivationen und des Verhaltens durch die historisch konkrete Rationalität des gesellschaftlichen Menschen jederzeit gewährleistet. Die Aktivität des limbischen Systems und die Erzeugung von Hormonen der Nebenniere, mit der diese Aktivität gekoppelt ist, sind allgemeine Merkmale sämtlicher Säuger-Arten. Beim Menschen ist sie der Hemmung, ja sogar der Unterdrückung durch die Hirnrinde unterworfen. Die Wirkungen davon waren weitreichend. Auf diesen und auf vielen weiteren Wegen brachte die Evolution der Hirnrinde viele Verhaltensweisen des Menschen unter mehr Bewusstseinskontrolle und verschaffte ihnen eine größere Flexibilität.

Wir schließen, dass die affektiv gesteuerten Prozesse der Lautbildung und des Lautverstehens angeboren sind. Die Brechung an den Einstellungen (Neocortex!) ist ihnen daher stadial nachgeordnet. Kinder reagieren auf den menschlichen Stimmklang, noch ehe sie den Sinngehalt verstehen. Im Gesamtsystem der sprechsprachlichen Kommunikation ist die Stimme sowohl ontogenetisch als auch phylogenetisch wesentlich älter als die Lautsprache. Sie gründet damit in tieferen Schichten der zerebralen Hierarchie als die Sprache. Die Kommunikationswirkung der nichtlingual-phonetischen Formativelemente lingualer Äußerungen im Allgemeinen wie des menschlichen Stimmklangs im Besonderen wird durch die Funktion des limbischen Systems hinreichend erklärt.

Cogito et sentio, ergo sum.

Literatur

Bastian, H.-J. (1985): Theoretische Grundlagen und experimentelle Untersuchungen der Wirkung der Stimme in der sprechsprachlichen Kommunikation. Habil.schrift Halle (Mskr.).

Faller, A. (1995): Der Körper des Menschen. 12. Aufl., Stuttgart / New York.

Fries, N. (2000): Sprache und Emotionen. Bergisch Gladbach.

Goldenberg, G. (1998): Neuropsychologie. 2. Aufl., Stuttgart / Jena / Lübeck / Ulm.

Hartje, W. und Poeck K. (1997): Klinische Neuropsychologie. 3. Aufl., Stuttgart / New York.

Klix, F. (1993): Erwachendes Denken. Heidelberg / Berlin / Oxford.

Pert, C. B. (1999): Moleküle der Gefühle. Reinbek.

Zimmer, D. E. (1988): Die Vernunft der Gefühle. 3. Aufl., München / Zürich.

Kieferorthopädie und Sprachtherapie – Zum Einfluss kieferorthopädischer Apparaturen auf eine logopädische und/oder myofunktionelle Therapie

Renate Clausnitzer, Emmerting

Nach dem Roux'schen Gesetz von der funktionellen Anpassung (1883), demzufolge die morphologischen Strukturen von der funktionellen Beanspruchung abhängig sind, wird die Form des orofazialen Systems von ihren Funktionen mitbestimmt. Andererseits beeinflusst aber auch eine veränderte Form ihre funktionelle Wirkung. Daraus resultiert, dass eine wechselseitige Beeinflussung zwischen den morphologischen Strukturen des orofazialen Systems und seinen Funktionen besteht.

So können Zungendysfunktionen, zu denen bestimmte Störungen der Sprachlautbildung, wie z. B. der Sigmatismus, und ein verändertes Schluckverhalten gehören, sowie ein fehlender Mundschluss die Gebissentwicklung beeinträchtigen. Gebissanomalien dagegen wirken nach Reichenbach und Meinhold (1964) prädisponierend für die Entstehung von Dyslalien und können die orale Phase der Schluckfunktion negativ beeinflussen. Das bedeutet, dass einerseits eine schnelle und rezidivfreie kieferorthopädische Behandlung einiger Dysgnathien von der Behebung bestimmter Sprachlautfehler, dem Umtrainieren eines gestörten Schluckmodus und der Erreichung eines kompetenten Lippenschlusses abhängig ist. Andererseits lassen sich Zungen- und Lippenhabits durch eine vorausgehende oder gleichzeitige kieferorthopädische Gerätebehandlung leichter und sicherer abstellen.

Daraus resultiert, dass aus logopädischer Sicht eine möglichst frühzeitige kieferorthopädische und aus kieferorthopädischer Sicht eine möglichst frühe logopädische bzw. myofunktionelle Behandlung wünschenswert sind. Dabei stellt sich die Frage, inwieweit beeinträchtigen kieferorthopädische Apparaturen eine logopädische bzw. myofunktionelle Therapie. Die Beantwortung dieser Frage setzt eine gewisse Kenntnis der in der Kieferorthopädie zum Einsatz kommenden Geräte voraus.

Im Folgenden werden die verschiedenen kieferorthopädischen Geräte beschrieben und ihr Einfluss auf eine logopädische bzw. myofunktionelle Therapie dargestellt. Aus didaktischen Gründen werden die einzelnen Geräte bestimmten Apparatesystemen zugeordnet (Abb. 1).

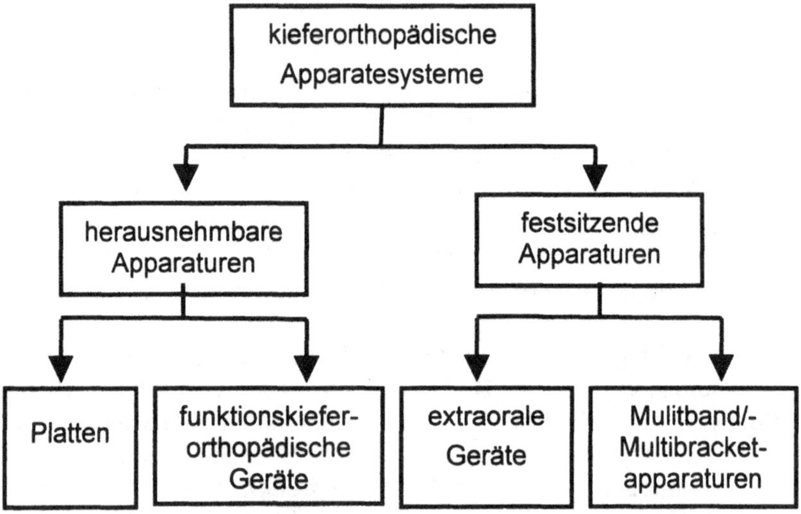

Abb. 1: Kieferorthopädische Apparatesysteme (modif. nach Schopf, P., Kieferorthopädie, Bd. 1, 2000)

Grundsätzlich werden die herausnehmbaren von den festsitzenden Geräten unterschieden. Die herausnehmbaren können, wie der Name schon sagt, vom Patienten aus dem Mund genommen werden, d. h., sie werden in Intervallen getragen. Dadurch ist der kieferorthopädische Behandlungserfolg ganz wesentlich von der guten Compliance des Patienten abhängig. Die Behandlungszeiten mit herausnehmbaren Geräten sind relativ lang. Die festsitzenden Apparaturen sind im Durchschnitt zwei Jahre fest im Mund installiert und deshalb in ihrer Wirksamkeit von der Mitarbeit des Patienten unabhängig. Die Anwendung der einen oder anderen Art von kieferorthopädischen Geräten wird durch die bestehende Gebissanomalie, das Alter des Patienten und von den Auffassungen des Behandlers bestimmt.

1 Die herausnehmbaren kieferorthopädischen Apparaturen

Die herausnehmbaren Geräte werden in Platten und funktionskieferorthopädische Apparaturen unterteilt. Bei den Platten werden die zur Zahnbewegung notwendigen Kräfte im wesentlichen durch Federn und Schrauben erzeugt. Es wird von allodynamisch wirkenden Apparaturen gesprochen, bei denen eine Fremdkraft zum Einsatz kommt. Im Gegensatz dazu werden bei den funktionell wirkenden Geräten körpereigene Kräfte ausgenutzt. Mit Hilfe dieser Apparaturen wird das Funktionsmuster der orofazialen Muskulatur geändert, was zur Aktivierung des Gerätes und damit zur Entstehung biomechanischer Kräfte führt. Diese Kräfte bewirken die Positionsänderung der Zähne und Kieferbasen.

1.1 Die kieferorthopädischen Platten

1.1.1 Beschreibung der Platten

Eine kieferorthopädische Platte besteht aus folgenden Teilen:
1. dem Plattenkörper (Plattenbasis),
2. den Halteelementen,
3. den Bewegungselementen und
4. den Schrauben.

Der Plattenkörper

Der Plattenkörper besteht aus Kunststoff. Er sollte prinzipiell so grazil wie möglich und so stabil wie nötig gestaltet werden. Die Ausdehnung und Gestaltung des Plattenkörpers entscheiden, ob während einer kieferorthopädischen Gerätebehandlung mit einer Sprach- oder/und myofunktionellen Therapie begonnen werden kann oder nicht.

Der Plattenkörper im Oberkiefer: Die Oberkieferplattenbasis bedeckt den gesamten Gaumen bis zur distalen Kante der endständigen Molaren. Sie liegt den oberen Seitenzähnen gaumenwärts bis an die Grenze zur Okklusionsfläche an. Im Frontzahnbereich endet sie etwa eineinhalb Millimeter unterhalb der inzisalen Kanten. Je nach bestehender Gebissanomalie kann am Plattenkörper ein seitlicher oder frontaler Aufbiss angebracht werden. Dadurch wird das Gerät insgesamt voluminöser und engt den Raum für die Zunge ein. Der hintere Plattenrand wird in der Gaumenmitte ausgeschliffen.

Der Plattenkörper im Unterkiefer: Die Unterkieferplattenbasis liegt den Seitenzähnen zungenwärts bis zur Okklusalfläche an und reicht in Abhängigkeit von den bestehenden anatomischen Verhältnissen 12 bis 15 Millimeter in die Tiefe. Distal endet sie in Höhe der hinteren Kante der endständigen Molaren.

Die Halteelemente

Mit den Halteelementen wird die Platte an den Zähnen fixiert. Sie bestehen aus Stahldraht. Die am häufigsten in der kieferorthopädischen Praxis verwendeten Halteelemente sind: die Pfeilklammern, die Adamsklammern und die Knopfanker bzw. Tropfenklammern. Durch diese Klammern bekommt die Platte ihren Halt.

Die Bewegungselemente

Die Bewegungselemente, die ebenfalls aus Stahldraht bestehen, bewirken die Stellungsänderung der Zähne. Es gehören der Labialbogen und unterschiedlich gebogene Federn dazu.

Der **Labialbogen** wird vor allem zur Retrusion der Inzisivi verwendet. Das heißt, die oberen und/oder unteren Schneidezähne können durch ihn palatinal- bzw. lingualwärts bewegt werden. Außerdem kann der Labialbogen den Halt der Platte verbessern.

Die verschiedenen **Federn** sind nach der Richtung, in die sie einzelne Zähne oder Zahngruppen bewegen sollen, unterschiedlich gebogen. Es werden Federn, die einzelne Zähne oder Zahngruppen protrudieren, Federn, die einzelne Zähne oder Zahngruppen retrudieren, und Federn, die einzelne Zähne seitlich verschieben, differenziert.

Die Schrauben

Die Schrauben werden in unterschiedlicher Gestaltung zur Umformung der Zahnbögen und zur Bewegung einzelner Zähne oder Zahngruppen in verschiedene Richtungen verwendet. Durch die Schrauben werden dosierte Kräfte, die von der Gewindehöhe abhängig sind, auf den Zahnbogen und die Zähne ausgeübt. Allerdings wird durch ihre Verwendung die Grazilität der Platte beeinträchtigt.

1.1.2 Tragezeit der Platten

Die Platten sollen den ganzen Tag, außer beim Essen und beim Sport, getragen werden. In der Retentionsphase der kieferorthopädischen Behandlung befinden sie sich nach einer gewissen Übergangszeit nur noch nachts im Mund. Unter Retentionsphase wird der Abschnitt der kieferorthopädischen Therapie verstanden, in der das erreichte Behandlungsergebnis gesichert und gefestigt wird. Die Gefahr eines Rezidivs ist unmittelbar nach Abschluss der aktiven Behandlung sehr groß.

1.1.3 Zum Einfluss kieferorthopädischer Platten auf eine logopädische Behandlung

Im allgemeinen kann mit einer grazil gestalteten Ober- oder/und Unterkieferplatte gut gesprochen werden. Nach einer gewissen Eingewöhnungszeit hat sich die Zunge ihrem neuen Umfeld angepasst.

Bei Kindern mit gestörter Mundmotorik und herabgesetzter oraler Wahrnehmungsfähigkeit können diese Geräte, vor allem wenn sie in beiden Kiefern getragen werden, zur Verschlechterung des Sprechens führen. Deshalb ist die Entscheidung zu einer logopädischen Behandlung während einer aktiven kieferorthopädischen Plattentherapie davon abhängig, ob Ober- oder Unterkiefer oder beide Kiefer behandelt werden. Da man davon ausgehen kann, dass die Bewegungsfreiheit der Zunge durch zwei kieferorthopädische Platten, selbst bei deren graziler Gestaltung, eingeengt wird und dass bei einer Dyslalie die verschiedenen oralen Kompetenzen meist beeinträchtigt sind, sollte in diesen Fällen die logopädische Behandlung erst in der kieferorthopädischen Retentionsphase beginnen.

1.1.3.1 Zum Einfluss einer Oberkieferplatte auf eine logopädische Behandlung

Soll ein Sprachlautfehler während der kieferorthopädischen Behandlung, die mit einer Oberkieferplatte erfolgt, behoben werden, ist Folgendes zu beachten:

- Liegt die Artikulationsstelle des anzubildenden Sprachlautes außerhalb des von der Plattenbasis bedeckten Bereichs, kann der Laut auch bei gleichzeitigem Tragen einer Oberkieferplatte angebildet und geübt werden. Das ist bei allen Lauten der Fall, deren Artikulationsstelle im Unterkiefer liegt, z. B. [s] und [ç].
- Liegt die Artikulationsstelle des anzubildenden Lautes in dem von der Platte bedeckten Bereich, sollte differenziert vorgegangen werden:
  - Bei Kindern mit normaler oraler Wahrnehmung und guter Mundmotorik kann der Laut zunächst ohne Gerät angebildet und geübt werden. Außerhalb der Übungszeiten wird die Oberkieferplatte getragen.
  - Verunsichert die Oberkieferplatte den Patienten beim Auffinden der Artikulationsstelle, dann kann diese an der Platte auf verschiedene Weise markiert werden, z. B. wird eine Vertiefung oder eine Rauigkeit angebracht.

- Liegt die Artikulationsstelle des anzubildenden Lautes hinter den oberen Schneidezähnen am harten Gaumen, dann ist es in manchen Fällen auch aus kieferorthopädischer Sicht möglich, diesen Bereich freizuschleifen. Dann können die Laute [d, t, l, n] und das Zungenspitzen-r mit oder ohne Platte angebildet werden.
- Oberkieferplatten mit einem frontalen Aufbiss oder einem Vorbisswall engen den Raum für die Zunge erheblich ein. Eine logopädische Behandlung sollte hier erst in der kieferorthopädischen Retentionsphase, in der die Apparatur nur nachts getragen wird, beginnen.

1.1.3.2 Zum Einfluss einer Unterkieferplatte auf eine logopädische Behandlung

Soll ein Sprachlautfehler während der kieferorthopädischen Behandlung, die mit einer Unterkieferplatte erfolgt, behoben werden, ist Folgendes zu beachten:

➢ Liegt die Artikulationsstelle des anzubildenden Sprachlautes außerhalb des von der Plattenbasis bedeckten Bereichs, kann der Laut auch mit einer Unterkieferplatte angebildet und geübt werden. So kann die Anbildung aller Laute, bei denen ein Teil der Zunge an bestimmten Stellen des Gaumens liegt, bei gleichzeitiger kieferorthopädischer Behandlung mit einer Unterkieferplatte erfolgen.

➢ Liegt die Artikulationsstelle des anzubildenden Sprachlautes in dem von der Platte bedeckten Bereich, sollte differenziert vorgegangen werden:
  - Bei Kindern mit normaler oraler Wahrnehmung und guter Mundmotorik kann der Laut zunächst ohne Gerät angebildet und geübt werden. Außerhalb der Übungszeiten wird die Unterkieferplatte getragen.
  - Bei der Behandlung mit einer voluminösen Unterkieferplatte, in die eine Dehnschraube eingearbeitet wurde, sollte die logopädische Therapie in die kieferorthopädische Retentionsphase verschoben werden.

1.1.4 Zum Einfluss kieferorthopädischer Platten auf eine myofunktionelle Therapie

Hierbei muss zwischen dem Einfluss kieferorthopädischer Platten auf die Mundschlussübungen und die Schluckübungen unterschieden werden. Das Tragen einer oberen und unteren Platte hat keine Auswirkungen auf Mundschlussübungen. Die Schluckübungen dagegen können wegen der Raumeinengung für die Zunge ungünstig beeinflusst werden. Der myofunktionelle Behandlungsbeginn sollte in diesen Fällen individuell entschieden werden.

1.1.4.1 Zum Einfluss einer Oberkieferplatte auf eine myofunktionelle Therapie

- Die kieferorthopädische Behandlung mit einer Oberkieferplatte beeinflusst Mundschlussübungen nicht.
- Eine grazil gestaltete Oberkieferplatte stellt in vielen Fällen keine Kontraindikation für Schluckübungen dar. Dabei sollte Folgendes beachtet werden:
  - Das Auffinden der Papilla inzisiva durch die Zunge wird zunächst ohne Gerät trainiert.
  - Die Markierung der Papilla inzisiva an der Platte durch eine Vertiefung oder eine Rauigkeit kann ihr Auffinden erleichtern.
- Eine Oberkieferplatte mit frontalem Aufbiss oder einem Vorbisswall engt die Bewegungsfreiheit der Zunge erheblich ein. In diesen Fällen sollten die Schluckübungen später erfolgen.

1.1.4.2 Zum Einfluss einer Unterkieferplatte auf eine myofunktionelle Therapie

Die kieferorthopädische Behandlung mit einer Unterkieferplatte hat weder auf Mundschlussübungen noch auf Schluckübungen Einfluss.

1.2 Die funktionskieferorthopädischen Geräte

Das Tragen von funktionskieferorthopädischen Apparaturen bewirkt eine Veränderung des funktionellen Gleichgewichts der orofazialen Muskulatur, wodurch funktionelle Umbaureize ausgelöst werden. Die funktionskieferorthopädischen Geräte arbeiten also im wesentlichen mit körpereigenen Kräften, wodurch die Gefahr parodontaler Schäden und Wurzelresorptionen reduziert ist. Es handelt sich um eine biologisch schonende Behandlungsweise, die aber zu einer längeren Behandlungszeit führt und nicht für jede Gebissanomalie angezeigt ist. Allerdings lässt sich auch bei diesen Geräten die Wirkung von Fremdkräften wie Schrauben, Federn und Kunststoff nicht ausschalten.

Der Erfolg dieser Behandlungsmethode ist von ihrem indikationsgerechten Einsatz abhängig. Sie soll vor allem bei Gebissanomalien mit einer veränderten Position des Unterkiefers im Verhältnis zum Oberkiefer und bestehenden orofazialen Dysfunktionen angewendet werden. Das heißt, es handelt sich um das Patientenklientel, bei welchem auch eine logopädische und/oder myofunktionelle Behandlung angezeigt ist.

Die funktionskieferorthopädischen Geräte sind so konstruiert, dass sie zur Normalisierung von orofazialen Funktionen führen sollen. Eine dauerhafte Funktionsumstellung ist mit größerer Sicherheit zu erreichen, wenn außerdem eine aktive logopädische und/oder myofunktionelle Therapie erfolgt.

Zum günstigsten Zeitpunkt für die Behandlung mit funktionskieferorthopädischen Geräten bestehen kontroverse Meinungen. Zum einen wird die Auffassung vertreten, dass die Zeit des pubertären Wachstumsschubs die günstigste für eine Bissumstellung ist. Andererseits kann ein früheres Eingreifen bereits nach Abschluss der ersten Wechselgebissphase zum raschen Ausgleich muskulärer Dysbalancen und zur schnelleren funktionellen Adaptation führen.

1.2.1 Der Aktivator nach Andresen und Häupl

1.2.1.1 Beschreibung des Aktivators

Beim Aktivator handelt es sich um einen zwischen den oberen und unteren Zahnreihen liegenden Kunststoffblock, der vor allem bei einer Rücklage des Unterkiefers zur Einstellung in den Regelbiss verwendet wird.

Die Ausdehnung des Gerätes entspricht etwa der einer oberen und einer unteren Platte, die miteinander durch Kunststoff in der Art verbunden sind, dass eine seitliche Bisssperrung von etwa drei bis vier Millimeter besteht. Die Begrenzung der Oberkieferplatte liegt an den Schneidekanten der Frontzähne und in der Mittelfissur der Seitenzähne. Gaumenwärts wird der Kunststoff durch eine bogenförmige Verbindung der endständigen Zähne begrenzt. Im Unterkiefer wird die Plattenbasis ein bis zwei Millimeter käppchenartig über die Frontzähne und im Seitenzahngebiet bis in die Mittelfissuren ausgedehnt. Zungenwärts endet die Platte drei bis vier Millimeter unter den Zahnhalsrändern.

Der Aktivator nach Andresen und Häupl ist ein klobiges Gerät, welches den Zungenraum einengt und die Sprechfunktion behindert. Er wird deshalb meist nur nachts, manchmal auch noch nachmittags ein bis zwei Stunden getragen.

1.2.1.2 Zum Einfluss des Aktivators auf eine logopädische Behandlung

Der Aktivator hat keinen Einfluss auf eine logopädische Therapie, weil der Sprachlaut immer ohne dieses Gerät angebildet und geübt werden kann.

1.2.1.3 Zum Einfluss des Aktivators auf eine myofunktionelle Therapie

Die myofunktionelle Therapie in Form von Mundschlussübungen kann parallel zu einer Aktivatorbehandlung erfolgen. Der Aktivator begünstigt den Übergang von der Mund- zur Nasenatmung, soweit keine organischen Veränderungen im Nasenrachenraum vorliegen. Lippenhabits in Form des Lippenbeißens und -saugens werden beim Tragen dieses Gerätes durch Verkleinerung der sagittalen Stufe unmöglich. Zusätzliche aktive Mundschlussübungen sichern einen kompetenten Lippenschluss.

Die interdentale Einlagerung der Zunge wird durch den Aktivator behindert. Da das Gerät aber meist nur in der Nacht getragen wird, sind aktive Schluckübungen unerlässlich. Durch eine Markierung der Papilla inzisiva am Apparat kann die Orientierung der Zunge an den Gaumen (Zungenruhelage!) erleichtert werden. Allerdings stellt die Kunststoffbedeckung des Gaumens bis in den Bereich der endständigen Zähne sowie die Kunststoffverbindung des oberen und unteren Anteils eine starke Raumeinengung für die Zunge dar. Deshalb gelingt die Normalisierung orofazialer Dysfunktionen mit skelettierten Aktivatoren, die wesentlich graziler gestaltet sind und deshalb am Tag und in der Nacht getragen werden, besser.

1.2.2 Die skelettierten Aktivatoren

Es gibt zahlreiche Modifikationen des Aktivators nach Andresen und Häupl. In unserem Zusammenhang sind die skelettierten Aktivatoren von besonderem Interesse. Ihr Vorteil gegenüber dem Aktivator nach Andresen und Häupl besteht in der Reduzierung der Kunststoffbasis, wodurch der Zungenraum erheblich erweitert wird. Sie wirken entsprechend der Grundkonzeption der Funktionskieferorthopädie, d. h. über die Normalisierung der gestörten Funktion.
Es werden zwei skelettierte Aktivatorentypen vorgestellt.

1.2.2.1 Beschreibung der skelettierten Aktivatoren

Der elastisch offene Aktivator nach Klammt

Beim elastisch offenen Aktivator nach Klammt wird der vordere Mundinnenraum von Kunststoff freigelassen. Das Gerät besteht aus zwei seitlichen dünn gestalteten Kunststoffteilen, die sich im Ober- und Unterkiefer von den Eckzähnen bis zu den endständigen Molaren erstrecken. Zwei paarige Führungsdrähte liegen den Lingualflächen der Schneidezähne im Ober- und Unterkiefer an. Die Stabilisierung des Gerätes wird durch einen omegaförmigen Gaumenbügel erreicht, der zur Normalisierung der Zungenlage beiträgt. Der Labialbogen des Ober- und Unterkiefers wird bis in die Gegend der posterioren Kanten der zweiten Prämolaren ausgedehnt. Zur besseren Aktivierung des Labialbogens können seine Schlaufen vertikal gestellt werden.

Der Bionator nach Balters

Beim Bionator werden die Kunststoffbasen des Seitenzahngebietes, die ähnlich wie beim elastisch offenen Aktivator gestaltet sind, in der Front auch durch Kunststoff verbunden. Je nach zu behandelnder Gebissanomalie liegt den oberen und unteren oder nur den unteren Frontzähnen lingual Plast an. Der Labialbogen hat hier die Funktion, den Lippenschluss anzuregen und geht im Seitenzahngebiet in die Buccinatorschlaufen über. Diese halten die Wangen ab und geben damit dem Ober- und Unterkiefer freie transversale Entfaltungsmöglichkeit. Ein omegaförmiger Palatinalbogen fördert die Normalisierung der Zungenlage.

Sowohl der elastisch offene Aktivator als auch der Bionator können infolge ihrer grazilen Gestaltung Tag und Nacht, außer beim Essen und beim Sport, getragen werden.

1.2.2.2 Zum Einfluss skelettierter Aktivatoren nach Klammt und Balters auf eine logopädische Behandlung

Im allgemeinen kann mit einem elastisch offenen Aktivator oder mit einem Bionator gut gesprochen werden. Nach einer gewissen Eingewöhnungszeit hat sich die Zunge ihrem neuen Umfeld angepasst.

➢ In diesen Fällen kann mit der logopädischen Therapie begonnen werden, wenn die Artikulationsstellen der anzubildenden Laute von Kunststoff oder Drähten frei sind.

- Bei Kindern mit gestörter Mundmotorik und herabgesetzter oraler Wahrnehmungsfähigkeit können aber auch diese Geräte zur Verschlechterung des Sprechens führen. In diesen Fällen sollte der logopädische Behandlungsbeginn verschoben werden.
- Liegen den Artikulationsstellen der anzubildenden Laute Kunststoff oder Drahtelemente an, dann sollte differenziert in Abhängigkeit von der Einengung des Zungenraums durch den Kunststoffanteil des Gerätes sowie von der Feinmotorik und oralen Wahrnehmungsfähigkeit des Patienten der Zeitpunkt des logopädischen Behandlungsbeginns gewählt werden.
    - Bei Kindern mit normal entwickelten oralen Kompetenzen kann der Laut zunächst ohne Gerät angebildet und geübt werden.
    - Engt der Kunststoffanteil des Gerätes den Zungenraum stark ein, was nur beim Bionatorabschirmgerät der Fall sein kann, dann sollte die logopädische Behandlung später beginnen.

1.2.2.3 Zum Einfluss skelettierter Aktivatoren nach Klammt und Balters auf eine myofunktionelle Therapie

Mit dem Tragen der Geräte nach Klammt und Balters wird ein kompetenter Lippenschluss sowie eine Normalisierung der Zungenruhelage und des Schluckverhaltens angestrebt. Durch aktive Mundschlussübungen und ein aktives Schlucktraining kann die Wirkung dieser Apparaturen verstärkt werden. Andererseits unterstützen diese funktionskieferorthopädischen Geräte den Effekt einer aktiven myofunktionellen Therapie.

1.2.3 Der Funktionsregler nach Fränkel

1.2.3.1 Beschreibung des Funktionsreglers nach Fränkel

Der Funktionsregler liegt im Gegensatz zu allen anderen bisher beschriebenen kieferorthopädischen Apparaturen nicht im Mundinnenraum, sondern im Vestibulum oris, im Mundvorhof. Das Cavum oris bleibt weitgehend von Geräteanteilen frei. Dadurch kann die ausformende Stempelwirkung der Zunge auf den Gaumen voll zum Tragen kommen. Die vestibulären Schilde des Funktionsreglers stehen von den

Außenflächen der Zähne und des Alveolarfortsatzes ab. Daher erfolgt ihre formverändernde Wirkung nicht auf direktem Wege durch Druckapplikation, sondern indirekt durch einen primären Eingriff im Weichteilbereich. Die vestibulären Schilde wirken durch Abhalten des Weichteildrucks und durch Zugapplikation in der apikalen Basis.

Durch den Funktionsregler im Mundvorhof wird die Muskulatur der perioralen Weichteile in Lage, Struktur und Funktion beeinflusst. Das Gerät wird so konstruiert, dass es nach dem Einsetzen die gewünschte Gebissform simuliert. So wird die den Mund umgebende Muskulatur von Behandlungsbeginn an gezwungen, sich auf diese neue Form einzuspielen. Fränkel spricht in diesem Zusammenhang von „erzwungener Gymnastik" (Fränkel/Fränkel 1992). Die Formveränderung des Gebisses ergibt sich sekundär als Anpassung an ein verändertes dynamisches Gleichgewicht zwischen Zunge und perioraler Muskulatur.

Je nach der zu behandelnden Anomalie werden verschiedene Typen des Funktionsreglers unterschieden: FR-1, FR-2, FR-3, FR-4.

Die wichtigsten Elemente, aus denen der Funktionsregler besteht, sind:

- Die im Mundvorhof liegende *skelettierte Kunststoffbasis* mit Schilden im Seitenzahnbereich (Bukkalschilde) und Pelotten zum Abhalten der Lippen (je nach bestehender Gebissanomalie im Ober- oder Unterkiefer),
- der *palatinale Versteifungsbügel*,
- *labiale* und *linguale Drahtbügel*,
- der *Lingualschild* und
- *aktive Wirkungselemente*, wie z. B. der obere Protrusionsbogen beim FR-3 oder der Labialbogen beim FR-1, die nach dem Prinzip der Druckapplikation (wie es bei den im Mundinnenraum liegenden Plattengeräten üblich ist) wirken.

Eine Lageveränderung des Unterkiefers nach vorn wird beim Funktionsregler mit Hilfe des Lingualschildes erreicht. Dieser liegt der Innenfläche des unteren Alveolarfortsatzes an. Bei eingesetztem Gerät wird der Unterkiefer durch die retraktorisch wirkenden Muskeln wieder in seine alte Lage nach hinten zurückgezogen. Das führt zu Druckgefühl bis hin zum Schmerz an der Schleimhaut des unteren Alveolarfortsatzes, dem der Patient durch aktiven Unterkiefervorschub ausweicht. Der Lingualschild dient also als orthopädisches Führungselement, welches die Dysbalancen, die zwischen Protraktoren und Retraktoren bestehen, beheben soll. Die Protraktoren werden trainiert. Deshalb wird dieses Gerät in den ersten Wochen mit einer Stunde beginnend allmählich zeitlich steigernd getragen. Schließlich soll es sich am Tag und in der Nacht, mit Ausnahme beim Essen und Sport, im Mund befinden.

1.2.3.2 Zum Einfluss des Funktionsreglers auf eine logopädische Therapie

Der Funktionsregler zeichnet sich gegenüber den anderen herausnehmbaren Geräten dadurch aus, dass sich nur sehr wenig Draht- und Kunststoffelemente im Mundinnenraum befinden. Deshalb kann mit dieser Apparatur im allgemeinen nach kurzer Eingewöhnungszeit gut gesprochen werden.

- Bei Kindern mit gut entwickelten oralen Kompetenzen kann eine logopädische Therapie während einer Funktionsreglerbehandlung begonnen werden.
- Nur in den Fällen, bei denen die Artikulationsstelle des anzubildenden Lautes an den lingualen bzw. palatinalen Flächen der unteren oder oberen Schneidezähne liegt, kann es Probleme geben. Je nach Funktionsreglertyp kann entweder hinter den unteren oder den oberen Schneidezähnen ein Drahtbügel liegen, der die Zunge irritiert. In diesen Fällen sollte der Laut erst ohne Gerät angebildet und geübt werden.

1.2.3.3 Zum Einfluss des Funktionsreglers auf eine myofunktionelle Therapie

Durch den Funktionsregler nach Fränkel werden Mundschluss- und Schluckübungen unterstützt.

2 Die festsitzenden Apparaturen (Multibandapparaturen)

Die festsitzenden Apparaturen zeichnen sich dadurch aus, dass sie auf die Zähne fest aufgeklebt bzw. zementiert sind und etwa zwei Jahre im Mund verbleiben, ohne dass sie vom Patienten herausgenommen werden können. Der Vorteil dieser Behandlungsmethode besteht darin, dass die Geräte sehr grazil sind und unabhängig von der Mitarbeit des Patienten wirken. Aber auch hier kann auf eine gute Compliance nicht verzichtet werden, weil eine regelmäßige Zahnpflege unbedingte Voraussetzung für den Einsatz einer Multibandapparatur ist.

2.1 Beschreibung der festsitzenden Apparaturen

Die festsitzenden Geräte bestehen aus Bändern, Brackets und Bögen.

Das aus einer Stahllegierung bestehende *Band* wird heute fast nur noch im Molarenbereich angewendet, wobei es den Zähnen aufzementiert wird. Früher wurden alle Zähne bebändert; daher stammt der Name Multibandapparatur. Auf der wangenwärts gerichteten Seite des Molarenbandes befinden sich zwei Röhrchen, eines zur Aufnahme eines Bogens und eines zweiten für den Headgear, auf der zungenwärts gerichteten Seite ein Schloss zum Einschub eines Lingual- bzw. Transpalatinalbogens.

Die *Brackets* werden in der Regel auf die Labial- bzw. Bukkalseite aller Zähne mit Ausnahme der Molaren aufgeklebt. Sie können aus Metall (Nickel-Stahllegierung), aus Kunststoff oder Keramik bestehen.

Der *Bogen* wird in die Molarenröhrchen eingeschoben und in den Brackets durch Draht- oder Gummiligaturen befestigt. Er kann einen runden, quadratischen oder rechteckigen Querschnitt haben und aus Stahl-, Nickel-Titan- oder Molybdänlegierungen bestehen. Der Bogen hat die Aufgabe, die Stellung und die Neigung einzelner Zähne zu beeinflussen und als Expansionsbogen auch die Form des Zahnbogens zu verändern. Je nach dem Querschnitt der Bögen, ihrer Länge und dem Material, aus dem sie bestehen, kann die Kraftabgabe unterschiedlich gestaltet werden.

Zu den vestibulären Ober- und Unterkieferbögen sind in manchen Fällen zusätzlich ein Lingual- und/oder Transpalatinalbogen erforderlich. Diese befinden sich oralwärts.

Der *Lingualbogen* verläuft im Unterkiefer zungenwärts vom Sechsjahrmolaren der einen Seite zum Sechsjahrmolaren der anderen Seite, wobei er in den Lingualsheats (Schlössern) der Bänder der ersten Molaren fixiert ist. Je nach gewünschter Wirkung steht dieser Bogen zwei bis drei Millimeter von den Lingualflächen der unteren Frontzähne ab oder liegt ihnen an.

Der *Transpalatinalbogen* läuft in einem Abstand von ein bis zwei Millimeter am Gaumen entlang vom ersten Molaren der rechten Seite zum ersten Molaren der linken Seite. Er ist in den Sheats der Sechsjahrmolarbänder fixiert.

Die Lingualtechnik

Bei der Lingualtechnik werden die Brackets den Zähnen lingual bzw. palatinal aufgeklebt. Die aktiven Bögen liegen oralwärts. Diese Methode hat den Vorteil, dass die kieferorthopädische Apparatur überhaupt nicht sichtbar ist. Das wird von vielen Patienten, vor allem Erwachsenen, sehr geschätzt. Diese Technik wird aber in der täglichen kieferorthopädischen Praxis noch relativ selten angewendet.

2.2 Zum Einfluss festsitzender Apparaturen auf die logopädische Therapie

2.2.1 Zum Einfluss vestibulärer Ober- und Unterkieferbögen auf die logopädische Therapie

Besteht die festsitzende Apparatur nur aus einem vestibulären Ober- und Unterkieferbogen, dann bleibt der orale Raum vollkommen frei, die Zungenbeweglichkeit wird in keiner Weise eingeschränkt. Eine gleichzeitig ablaufende logopädische Behandlung wird nicht beeinflusst. Anders muss die Situation beurteilt werden, wenn zu den vestibulären Ober- und Unterkieferbögen noch ein Lingualbogen oder/und Palatinalbogen eingefügt wird.

2.2.2 Zum Einfluss eines Lingual- oder Palatinalbogens auf die logopädische Therapie

Ein Lingualbogen stört die Anbildung von Lauten, deren Artikulationsstellen im Bereich der Lingualflächen der unteren Schneidezähne liegen. Ein Transpalatinalbogen stört die Anbildung von Lauten, deren Artikulationsstellen im Bereich des hinteren harten Gaumens liegen. In diesen Fällen sollte mit der logopädischen Behandlung erst nach Absetzen dieser Geräte begonnen werden.

2.2.3 Zum Einfluss der Lingualtechnik auf die logopädische Therapie

Die oralwärts auf die Zähne aufgeklebten Brackets irritieren zumindest anfangs die Zunge beim Sprechen. Von einer logopädischen Therapie ist vor allem dann abzuraten, wenn sich die Artikulationsstelle des anzubildenden Lautes an der lingualen Fläche eines Zahns befindet. Das betrifft vorrangig die Anbildung der Sprachlaute [s] und [ç].

2.3 Zum Einfluss festsitzender Apparaturen auf die myofunktionelle Therapie

2.3.1 Zum Einfluss vestibulärer Ober- und Unterkieferbögen auf die myofunktionelle Therapie

Festsitzende Apparaturen, die nur aus einem vestibulären Ober- und Unterkieferbogen bestehen, beeinflussen die myofunktionelle Therapie nicht.

2.3.2 Zum Einfluss eines Lingual- oder Palatinalbogens auf die myofunktionelle Therapie

Der Lingualbogen beeinflusst weder die Mundschluss- noch die Schluckübungen. Der Transpalatinalbogen stört die Schluckübungen, beeinträchtigt aber die Mundschlussübungen nicht.

2.3.3 Zum Einfluss der Lingualtechnik auf die myofunktionelle Therapie

Die Lingualtechnik hat keinerlei Einfluss auf die myofunktionelle Therapie.

3 Die Gaumennahterweiterungsplatte nach Derichsweiler – eine Sonderform der festsitzenden Apparaturen

Die Gaumennahterweiterungsplatte nach Derichsweiler wird häufig zur Dehnung eines hochgradigen Schmalkiefers, der oft mit einem Kreuzbiss vergesellschaftet ist, verwendet.

3.1 Beschreibung der Gaumennahterweiterungsplatte

Die Gaumennahterweiterungsplatte besteht aus vier Bändern, die auf den ersten Prämolaren und auf den ersten Molaren des Oberkiefers aufzementiert sind. Beiderseits werden die Prämolaren und Molaren durch Stege miteinander verblockt, die den Bändern aufgeschweißt sind. Zwischen diesen Seitenzahnblöcken befindet sich eine Transversalschraube, die täglich vier- bis sechsmal aufgedreht wird.

Ein ähnliches Gerät wird zur Kreuzbissbehandlung im Milchgebiss verwendet. Bei ihm werden die Milchzähne der Stützzone (Milcheckzahn, erster Milchmolar und zweiter Milchmolar) beiderseits durch Kunststoff verblockt.

Durch die Dehnung des Oberkiefers von 0,5 bis 0,8 Millimeter pro Tag zerreißt die Sutura palatina media, welches äußerlich durch eine reversible Lückenbildung zwischen den oberen mittleren Schneidezähnen erkennbar ist. Obwohl die Dehnung meist nach zwei bis vier Wochen beendet ist, muss dieses Gerät sechs Monate im Mund verbleiben.

3.2 Zum Einfluss der Gaumennahterweiterungsplatte nach Derichsweiler auf die logopädische und myofunktionelle Therapie

Durch diese festsitzende Apparatur wird der Mundraum relativ stark eingeengt. Deshalb sollte eine logopädische und myofunktionelle Therapie erst nach der kieferorthopädischen Behandlung mit dieser Apparatur erfolgen. Nur Mundschlussübungen bleiben durch dieses Gerät unbeeinflusst.

Literatur

Fränkel, C. und Fränkel, R. (1992): Der Funktionsregler in der orofazialen Orthopädie. Heidelberg.

Harzer, W. (1999): Lehrbuch der Kieferorthopädie. München/Wien.

Klocke, A., Korbmacher, H. und Kahl-Nieke, B. (2000): Der Einfluss von kieferorthopädischen Apparaturen bei der myofunktionellen Therapie. In: J. Orofac. Orthopädie/Fortschr. der Kieferorthopädie 61, 414-420.

Reichenbach, E. und Meinhold, G. (1964): Einige Bemerkungen zum sog. „falschen Schlucken“ als Ursache von Dysgnathien. In: Deutsche Zahn-, Mund- und Kieferheilkunde 43, 355-366.

Roux, W. (1883): Beiträge zur Morphologie der functionellen Anpassung. In: Arch. Anat. und Entwicklungsgeschichte, 76-162.

Schmeil, F. (1982): Orthopädische Stomatologie. Leipzig.

Schopf, P. (2000): Kieferorthopädie, Bd. I., 3. Aufl., Berlin/Chicago/London et al.

Schwindling, F.-P. (1991): Theorie und Praxis der Segmentbogentechnik nach Burston. Merzig.

Der Einfluss der Artikulation auf die Stimme

Volker Gall, Frankfurt am Main

Artikulation und Stimmklang stehen in vielfältiger Wechselwirkung zueinander. Die direkten funktionellen, auch pathofunktionellen Zusammenhänge sind allgemein bekannt und werden in der Sprecherziehung, in der Stimmbildung und in der Therapie gezielt beeinflusst. Artikulationsabläufe und Einstellungen wirken unmittelbar entweder fördernd oder hemmend auf die Resonanz im Vokaltrakt. Wie artikulatorischer Vordersitz den Stimmklang fördert, die Stimme dadurch an Volumen, Glanz und Tragfähigkeit gewinnt, verhindert die artikulatorische Dorsalverlagerung mit pharyngealer Enge sicher jeden Resonanzaufbau. – Die Fakten sind bekannt. Dieses Wissen wird diagnostisch, stimmbildnerisch und therapeutisch genutzt. Braucht es da weitere Forschungen und Publikationen auf diesem Gebiet? Die Antwort kann nur lauten: Dringender denn je!

Als Stimmbildner und Therapeuten arbeiten wir täglich mit Methoden, die in ihrer Wirkung seit langem sicher und bewährt sind. Wir setzen Techniken ein, die auf kumulierten Erfahrungen von Expertengenerationen basieren. Dabei stehen uns eine Fülle kompletter Programme, probater Methoden sowie einzelner Werkzeuge für den gezielten Einsatz im speziellen Problemfall bereit. Die verfügbare Palette ist reich gefüllt mit Gestaltungsmitteln und Werkzeugen. Doch wissen wir immer, warum diese und wie sie funktionieren? Wir wissen es oft genug nicht! Wir können zwar sicher auf dem kollektiv erworbenen Erfahrungsschatz der Stimmbildner, Sprecherzieher, Gesangspädagogen und Therapeuten vertrauen und damit effektiv arbeiten, doch die Wirkmechanismen können wir aus dem Lehrwissen der Stimmphysiologie heraus nicht erklären. Demzufolge haftet unserem Tun der Nimbus des

Intuitiven und des wissenschaftlich Ungesicherten an. Zur Verdeutlichung des Dilemmas mögen zwei Zitate der Gesangspädagogin Franziska Martienssen-Lohmann dienen:
"Die große Aufgabe für die Veredlung der Stimme durch Resonanzarbeit heißt: alle Resonanzgebiete sind unablässig in Beziehung zu setzen und ständig bereitzustellen für den Klang; alle Räume müssen ungeteilt die Schwingungen empfangen und ihnen Fortpflanzung geben wollen. Im tiefsten vollen Ton wird die Kuppel der hohen Kopfresonanz mitgefühlt. Im höchsten strahlenden Klang bleibt die Resonanzbasis, das Mitschwingen im Vibrationsbezirk der Luftröhre, fühlbar sicherer Besitz." ------ "Solche winzigen, aber überaus präzisen phonetischen Gesetze der Resonanzerschließung sind in der Praxis so einfach und selbstverständlich für den sängerischen Gebrauch anzuwenden, wie sie in theoretischer Auseinandersetzung seltsam und kompliziert erscheinen mögen." (Martienssen-Lohmann 1993, 317). Die Zustandsbeschreibung der Gesangslehre aus dem Jahr 1956 verdeutlicht die Situation bis heute: „Das Gebiet der Gesangslehre befindet sich gegenwärtig in einem sonderbaren Schwebezustand zwischen Wissenschaft, Kunst und Phantasterei. Dem liegt die Tatsache zugrunde, daß eine einheitliche Benennung für die wissenschaftlichen und theoretischen Grundbegriffe sowenig existiert wie eine klare Begriffsbestimmung für die künstlerischen Gesetze des Faches (die ja hier – durch das Stimmorgan selbst – an Gesetze der Natur gebunden sind, die unumstößlich bleiben).“ (Martienssen-Lohmann 1993, 7).

Kennen wir denn diese „Gesetze der Natur ---, die unumstößlich bleiben“ denn inzwischen besser? - Eines dieser ehernen Grundgesetze lautet, dass die Stimme bzw. deren Primärschall im Kehlkopf entstünde. Dieses akustische Quellsignal komme dadurch zustande, dass sich die in den Lungen komprimierte Luft durch die sich periodisch öffnende Stimmritze in den Vokaltrakt hinein pulsierend ergieße. Die daraus resultierenden Druckpulse würden in den supraglottischen Räumen Schallwellen auslösen. Diese würden in der Resonatorenkette des Vokaltrakts gefiltert und so zu Lauten ausgeformt.

Diese Quellsignal-Filter-Theorie ist unbestrittene und allgemein gültige Lehrmeinung. Leider ist sie gänzlich falsch! Klare Belege und unzweifelhafte Befunde für diese Behauptung finden sich im Schrifttum seit langem. Allerdings hat dieses Wissen bisher weder Eingang in die stimmbildenden bzw. therapeutischen Fächer gefunden noch haben die klaren und unschwer zu interpretierenden Sachverhalte zu einer Neubewertung der funktionalen Zusammenhänge im Stimminstrument geführt.

Die Funktionen der Teilsysteme Vokaltrakt - Glottis - Brustresonator können gemessen und aufgezeichnet werden (Abbildung 1).

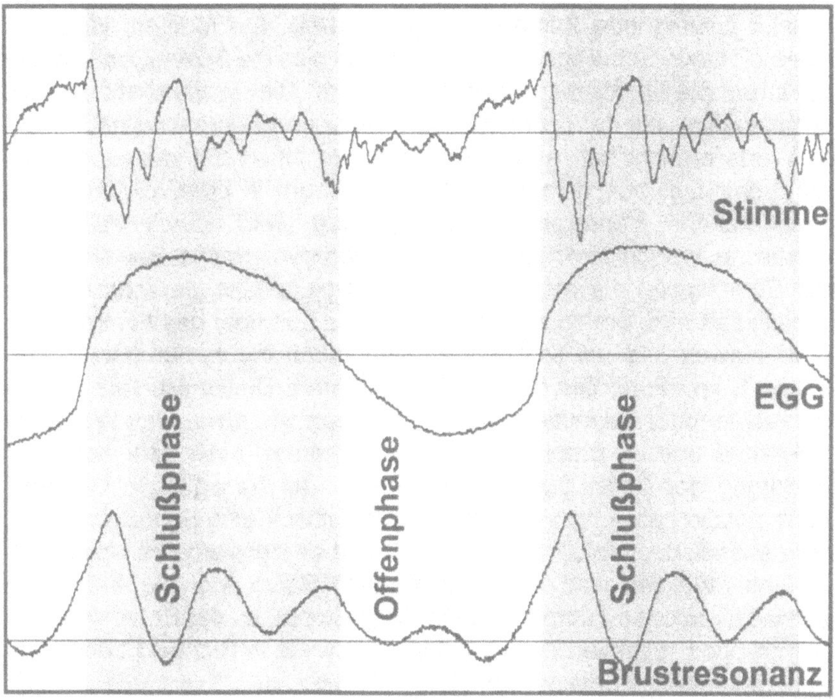

Abb. 1: Stimmsignal /a:/ und Brustresonanz-Schallwelle in zeitlichen Relationen zur Glottisfunktion. Das Elektroglottogramm (EGG, mittleres Signal) beschreibt den Zustand der Glottis: Der steil aufwärts gerichtete Schenkel beschreibt die Schließungsbewegung. Während der positiven Halbwelle ist die Glottis geschlossen (Schlussphase, grau markiert). Die negative Halbwelle entspricht der Offenphase. Die Stimmschallwelle (oberes Signal) beschreibt den Schalldruckverlauf an der Mundöffnung. Eine Laufzeitverzögerung, welche durch die Distanz von der Mundöffnung zum Mikrophon resultiert, ist in dieser Darstellung ausgeglichen. Das Brustresonanz-Signal (unterer Kurvenzug) beschreibt den Schalldruckverlauf in der Luftröhre unmittelbar unter dem Kehlkopf.

Die Aufzeichnung der Stimme mit Hilfe eines Mikrofons in Nähe der Mundöffnung dokumentiert das "Endprodukt" der Stimmproduktion (obere Kurve in Abb. 1). Die so als kontinuierliches Kurvenbild dargestellte Schalldruckwelle zeigt, zeitlich genau zueinander geordnet und summarisch überlagert, die Auswirkungen aller Teilbereiche.

Mit Hilfe der sog. Elektroglottographie kann der Bewegungsablauf der Glottis auf einfache Weise erfasst werden (mittlere Kurve in Abb. 1). Im Elektroglottogramm kennzeichnet der periodisch wiederkehrende, schnell ansteigende Kurvenabschnitt jeweils den Moment innerhalb eines glottalen Schwingungszyklus, in dem sich die Stimmlippen wieder berühren, die Glottis also verschlossen wird. Die Glottis bleibt solange verschlossen, bis der nachfolgende abfallende Kurvenabschnitt negative Werte erreicht hat. Ab diesem Zeitpunkt öffnet sich die Glottis und es strömt Luft aus dem subglottischen Raum in den Vokaltrakt. Mit zunehmender transglottaler Luftströmung wird durch muskulär-elastische Verschlusskräfte und durch aerodynamische Beeinflussung der Stimmlippen die erneute Schließung eingeleitet. Je schmaler der Glottisspalt wird, um so schneller strömt die Luft über das Stimmlippenprofil hinweg und um so schneller wird durch die immer stärker werdende Sogwirkung der Schluss herbeigeführt. Dieser Moment ist von herausragender Bedeutung für die Anregung von stehenden Wellen im Vokaltrakt und im Brustresonator. Es kommt zu einer sehr schnellen Änderung der Strömungsgeschwindigkeit. Der transglottale Luftstrom reißt plötzlich ab und verursacht supraglottisch eine Schockwelle, die sehr schnell den Vokaltrakt durchläuft und an der vorderen Vokaltraktöffnung reflektiert wird. Im subglottischen Raum wird die eben noch schnell strömende Luftmenge plötzlich gestoppt, an der Unterfläche der Stimmlippen reflektiert und federt als Pulswelle in Richtung Lungenperipherie (untere Kurve in Abb. 1).

Die Stimmsignalkurve zeigt, dass die maximale Freisetzung akustischer Energie jeweils dann erfolgt, wenn die Glottis geschlossen ist. Das ist an den plötzlich einsetzenden Teilwellen mit ausladenden Amplituden und unterschiedlichen Wellenlängen zu erkennen. Der mit der Wiederöffnung der Glottis einsetzende Luftpuls führt zwar zu einer Anhebung des Druckniveaus im Vokaltrakt, die Amplituden der Teilwellen sind in der Offenphase aber deutlich geringer als in der Schlussphase. Das bedeutet, ein "glottales Quellsignal", welches durch öffnungssynchrone transglottale Luftpulsationen entsteht, spielt nicht die ihm bislang zugeordnete Rolle. Diese Pulse bewirken die rhythmische Energiezufuhr aus dem Atemtrakt in das Ansatzrohr hinein, die Vokaltraktwellen werden jedoch durch dessen plötzlichen Stop angeregt (Baken 1997,147). Sie stellen zumindest in den Schlussphasen autonome Leistungen des Vokaltraktes dar und werden durch den Bau, durch Länge und Weite des Ansatzrohres und durch artikulatorische Formveränderungen des Hohlraum-Profils ausgeformt. Die entscheidende Anregung der Resonatoren stellt also nicht der Luftimpuls, sondern dessen sehr schneller Strömungsabbruch am Ende der Schließung dar. Wie eine Gitarrensaite, die vom zupfenden Finger gleitet und dann frei zu schwingen beginnt, können die Luftpartikel im Vokaltrakt hineinfedern. In unterschiedlicher Eintauchtiefe treffen sie auf reflektierende Flächen, federn von dort aus zurück und werden an der Mundöffnung erneut in den Vokaltrakt hinein reflektiert. Auf diese Weise bilden sich stehende Wellen mit unterschiedlichen Wellenlängen aus.

Von besonderer Bedeutung sind hierbei die physikalischen Vorgänge in der Mundöffnung (siehe Abbildung 2): Entsprechend der Artikulationsbasis (Wagner 1997, 336; Fiukowski 1992, 78-99) bilden die von den Zahnreihen abgehobenen und gerundeten Lippen einen Trichter, der nach innen vom harten Gaumen und dem schräg nach vorn-unten geneigten Zungenblatt ergänzt wird. Die Zungenspitze berührt die Rückseite der unteren Schneidezähne. Die Ränder der Zunge sind leicht angehoben, so dass auf der Zungenfläche eine kleine Mulde entsteht.

Der so geformte Mundtrichter funktioniert genau wie ein Trompetentrichter: Die nach außen federnden Wellenfronten verlieren mit zunehmender Aufweitung des Trichterquerschnitts an Geschwindigkeit, bis sie zum Stehen kommen. Es bildet sich in der Trichterweitung ein Potentialwall, eine Membran aus Luftpartikeln als ortsfestes Hindernis aus, an der die nachfolgenden bewegten Partikel reflektiert werden. Sie federn von hier aus zurück in den Vokaltrakt und treffen in entsprechender Tiefe erneut auf ihre innere Reflexionsebene. Dieser Energiewall, die vibrierende, sonst aber ortstabile Luftmembran kann nur von Partikeln überwunden werden, die absolut phasen- und frequenzgerecht aufprallen. Der weitaus größere Anteil der Schallwellen überwindet dieses Hindernis nicht (Benade 1998, 44-47). Sie verbleiben als akustische Energie im Stimminstrument.

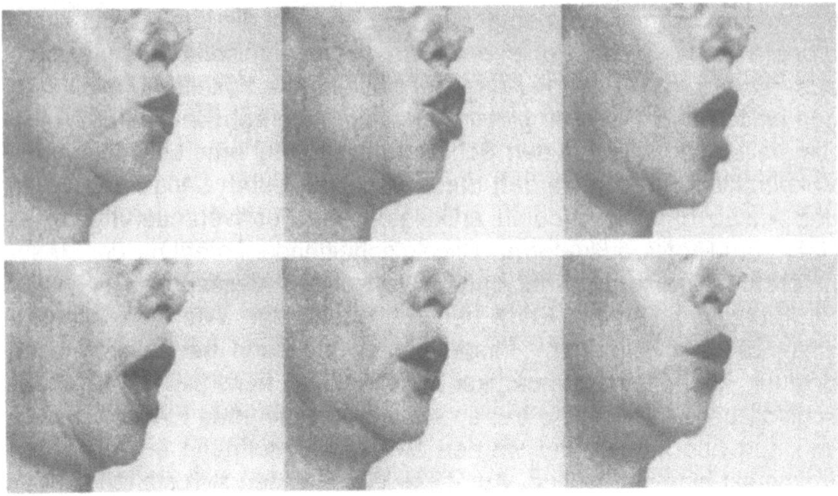

Abb. 2: Der Mundtrichter als vorderer Reflexionsort des Vokaltrakts

Dieser Trichter stellt aber nicht nur die vordere Reflexionsebene des Vokaltrakts dar, sondern ist seinerseits auch ein sehr wichtiger Teilresonator. Seine Resonanzfrequenz liegt je nach anatomischen Gegebenheiten zwischen 2500 und 3500 Hz. Auch diese Wellen werden durch den Strömungsabriss am Ende der Offenphase angeregt. Sie sind sehr energiereich. Die Frequenz ist unabhängig von der Grundtonhöhe. In den Vokalen /i:/ und /e:/ ist dieser Teilton als zweiter Formant natürlicher Bestandteil des Klangspektrums. Er kann als Oberton trainiert werden und auf alle anderen Vokale übertragen werden. Die so angeregten Schwingungen sorgen für die Tragfähigkeit und den Glanz der Stimme. Mit ihrem hohen Energiegehalt und der stabilen Eigenfrequenz im Bereich zwischen 2500 und 3500 Hz können sie sehr effektiv tiefer gelegene Teilresonatoren im harmonischen Verhältnis anregen. So wird metallener Glanz einerseits und andererseits voluminöse Klangfülle auch in der Tiefe erreicht.

Dieser prägnante Teilton ist identisch mit dem sog. Sängerformant bzw. dem Sprecherformant. Signalstruktur-Analysen auf der Basis glottaler Segmente (Gall 1998, 70-75) zeigen die typische Ausprägung dieser Teilwellen.

Der Erwerb und die Ausformung dieser Klangkomponente sind ein wichtiges Ziel in der Stimmbildung bzw. in der Therapie. Für die Ableitung dieses Kopftones ist die Silbe /wui:/ besonders gut geeignet. Mehrmals hintereinander gesprochen, etwa wie in dem französischen „oui, oui, Monsieur!", werden die Lippen zunächst gespitzt, danach öffnet sich der Mund im /u/ zu einer sehr engen Röhre, bei der die Zunge wie eine Rinne flach auf dem Mundboden liegt. Beim Übergang im /i/ verbreitert sich der Lippenspalt etwas und die Zungenspitze macht eine kleine Kippbewegung: Die Zungenspitze senkt sich etwas hinter die unteren Schneidezähne ab, während sich die dahinterliegende Zungenfläche deutlich spürbar anhebt.

Die Abbildung 3 demonstriert die Auswirkungen dieser artikulatorischen Abläufe auf die Stimme und auf den Brustresonator: Die Stimme zeigt zu Beginn im /w/ flache, wenig strukturierte Wellen. Im nachfolgenden kurzen /u/ vergrößert sich die Amplitude dieser Teilwellen etwas, wobei deren Wellenlänge gleichzeitig etwas kürzer wird. Beim Übergang zum /i/ entsteht eine markante Teilwelle mit kurzer Wellenlänge, großen Amplituden und einer exakten zeitlichen Ausrichtung jeweils auf den Periodenbeginn und zu den "Geschwisterwellen" in den vorangegangenen und nachfolgenden Zyklen. Sie erreichen im /j/ eine Länge von etwa 0,3 Millisekunden (etwa 3000 Hz). Die artikulatorische Umformung vom /j/ zum /o:/ dokumentiert sich in einer ausgeprägten Wellenbildänderung über wenige glottale Zyklen hinweg. Hier und im nachfolgenden Wellenbild des Vokals /o:/ bleiben diese hochfrequenten Teilwellen in ihrer Amplitudenweite und zeitlichen Ordnung erhalten. Sie sind in ihrer Frequenz und zeitlichen Position offenbar unabhängig von der Ausprägung der anderen, tieferfrequenten Teilwellen.

Dieser Teilton macht die Stimme tragend, durchdringungsfähig und strahlend. Gleichzeitig erhöht sich das Volumen der Stimme, da diese hochfrequenten Teilwellen nahezu alle anderen Resonanzbezirke anregend beeinflussen. Er stellt ein scheinbar unerschöpfliches Energiereservoir dar und kann, wenn er einmal erworben ist, fast nicht mehr verloren gehen!

Eine weitere physikalische Eigenschaft weist der vordere Teilresonator auf: Sind erst einmal stehende Wellen angeregt, kann kein Hauch, keine wilde Luft den Mundtrichter passieren. Auch schnelle, kräftige

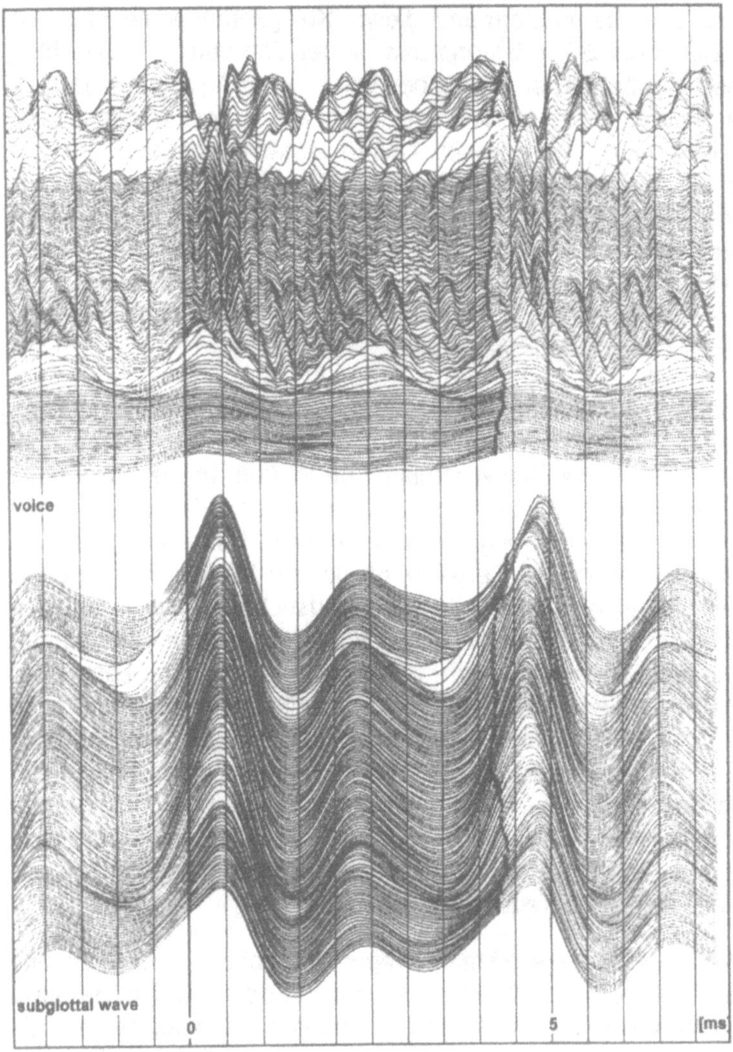

Abb. 3: Glottale Zyklen der Stimme (oben) und der Brustresonanz (unten) der Silbe /wuijo:/.

Luftimpulse, wie sie bei Vokaleinsätzen oder bei der Rufstimme üblich sind, bauen im klangbereit geformten Mundtrichter sofort den beschriebenen Potentialwall auf. Damit bleibt das nach oben schnellende Luftvolumen im Instrument und federt resonanzanregend zurück. So werden aerodynamische Belastungen insbesondere der Stimmlippenschleimhaut vermieden. Weiterhin wird Phonationsluft gespart. Auf dieser physiologischen Basis können gesunde Vokaleinsätze erarbeitet werden. Aber auch Konsonanten werden als resonatorische Anregungsimpulse vielfältig wirksam.

Übungen hierzu zielen auf einen prägnanten Stimmeinsatz ab, der ohne jede Glottissprengung die Kopf- und Brustresonanz „anschlägt". Nur so sind Tragfähigkeit, Durchdringungsfähigkeit sowie Sprachverständlichkeit bei Störgeräuschen erreichbar. Sie sind unverzichtbare Stützen einer gesunden Leistungsstimme.

Vokaleinsätze erfolgen bei „offenem Stimmkanal", welcher dem plötzlich einsetzenden Luftstrom fast keinen Widerstand entgegensetzt. Diese schnellen Luftimpulse werden von der elastisch-federnd agierenden Bauchdecke nach oben in das Instrument geworfen. Sie sollen sofort die Luftsäulen in den Resonatoren in Schwingungen versetzen und keinesfalls die durch Muskelanspannung verschlossene Stimmritze sprengen oder gar verspannte Rachenengstellungen eruptiv überwinden müssen. Andererseits besteht die große Gefahr, dass bei schnell ansteigendem hohen Anblasedruck ein unphysiologisch hoher Luftverlust erfolgt. Dieser hat mehrfach ungünstige Auswirkungen: Gehauchte Stimmeinsätze klingen bei kleiner Stimme weich und sind scheinbar schonend. Nur regen Einsätze dieser Art keinen ausreichenden Klang im Instrument an. Verlangt die Sprechsituation aber Stimmstärke und präsente Durchschlagskraft, dann werden kompensierend Widerstandserhöhungen in der Kehle, verbunden mit erhöhtem Sprengdruck eingesetzt. Selbst wenn diese hyperfunktionellen Kompensationsmechanismen nicht zustande kommen, führt der große transglottale Luftstrom zu einer ungesunden aerodynamischen Belastung der Stimmlippen: Die Schleimhaut der Stimmlippenränder wird in Flatterbewegungen versetzt, sie schlagen infolgedessen an den Stellen der maximalen Bewegungsauslenkungen ungebremst aufeinander. Gewebsreaktionen wie Stimmlippenknötchen sind die Folge.

Solche klanganschlagenden Impulse sind aber keinesfalls auf Vokaleinsätze beschränkt. Der Rhythmus der Sprache enthält eine Vielzahl solcher Impulse. Unter den Konsonanten sind es vor allem die Plosivlaute, die durch einen plötzlichen Widerstandsabfall im Vokaltrakt Luftpartikel nach vorn schleudern lassen. Die Qualität der Resonanzanregung ist von Konsonant zu Konsonant durchaus unterschiedlich. Derartige Unterschiede können vielfältig studiert werden: Die Klangqualität eines Vokals wird bereits dadurch beeinflusst, ob er einem /m/ oder einem /n/ folgt. Man vergleiche die Silbenfolgen – mamemimo – und – nanenino – unter diesem Aspekt miteinander. Die auf das /n/ folgenden Vokale sind obertonreicher und weisen einen höheren nasalen Klanganteil auf. Der koartikulatorische Vorlauf beeinflusst die Rahmenbedingungen der Resonanz für den nachfolgenden Vokal in erheblichem Maß. Beim /m/ sind die Lippen geschlossen und das Gaumensegel entspannt, so dass die Phonationsluft über die Nase abströmt.

Die Öffnung vom /m/ auf den nachfolgenden Vokal hin geschieht durch das Lösen des Lippenkontaktes mit einem gleichzeitigen Absinken des Unterkiefers. Dabei bleibt das Zungenprofil in Bezug auf den Mundboden nahezu unverändert. Der Vordermund erfährt in allen Abschnitten eine etwa gleiche Aufweitung. Eine trichterförmige Umgestaltung unter Einbeziehung der Lippen und des Mundvorhofs ist nicht vorprogrammiert. Beim vorangehenden /n/ hingegen sind die Lippen bereits zu einem kleinen Schallbecher geöffnet, der in dieser Phase für die Resonanz allerdings noch ohne Bedeutung ist. Der Verschluss kommt durch einen breiten Kontakt des Zungenrandes mit der oberen Zahnreihe zustande, so dass auch hier der Abstrom der Phonationsluft hinter dem entspannten Gaumensegel über den Nasenrachen und die Nase erfolgt. Durch die nach oben gerichtete Position der Zungenspitze werden die in der Mundhöhle anschlagenden Schallwellen gegen den harten Gaumen in Richtung Nase gelenkt. Die Vibrationsempfindungen im Bereich der Nasenwurzel sind demgemäß beim /n/ deutlich stärker als beim /m/. Klappt nun beim Übergang auf den Vokal die Zungenspitze nach unten, geht mit ihr die Fläche des vorderen Zungendrittels ebenfalls nach unten und bildet so den für den Kopfton so wichtigen Trichter zwischen Zungenfläche und dem harten Gaumen. Diesem ist der bereits präformierte Lippentrichter vorgeschaltet, der sich mit der einsetzenden Unterkieferabsenkung weiter öffnet. Das impulshaft schnelle Herunterklappen der Zungenspitze schleudert ein Luftvolumen mit seiner Wellenfront so schnell in diesen Trichter hinein, dass der totalreflektierende Energiewall im Schallbecher sofort aufgebaut und wirksam wird. Dieser Mechanismus wird durch Doppelkonsonanten noch weiter verstärkt: In der Silbenfolge – blablebliblo – geht den Vokalen die Kombination aus dem Plosivlaut /b/ und dem Lateral / l / voraus. Das / l / ist in Bezug auf die Zungenspitzenposition und der geöffneten Lippenspalte dem /n/ ähnlich. Allerdings kann die Phonationsluft seitlich zwischen den Zungenrändern und den Backenzähnen entweichen. Der Übergang vom / l / auf den nachfolgenden Vokal mit der Trichterform entspricht den Vorgängen bei der n-Ableitung. Der dem / l / vorauseilende Plosivlaut /b/ besorgt aber vorher einen anregenden Luftimpuls. Dieser wird beim Übergang auf das / l / durch das Hochklappen der Zunge sofort wieder gestoppt. Unmittelbar danach wird dessen Energie zusammen mit dem im Übergang /i>a/ enthaltenen Anregungsimpuls freigegeben und auf den nachfolgenden Vokal übertragen. Hierbei zeigt sich, dass der Wechsel zwischen Freigabe und Stop im Stimmkanal besonders förderlich für die Klanganregung sein kann. Ein plötzlicher Druckabfall im Vokaltrakt, ausgelöst durch einen Plosivlaut, aber auch eine Druckspitze durch einen abrupten Stop, lösen jeweils eine Welle aus, die durch das Instrument hindurch nach unten eilt. Am Resonanzboden wird diese Welle reflektiert und es kommt zur Ausbildung stehender Wellen.

Die aufgezeigten Wechselwirkungen belegen nachhaltig die Bedeutung der Artikulation für die Qualität der Sprechstimme. Der Stimmschall ist letztlich ein Produkt der Vokaltraktresonanz, wenngleich der Brustresonator ebenfalls eine wichtige Rolle spielt. Stimmbildnerische und therapeutische Maßnahmen zielen zu Recht in erster Linie auf die Artikulation und auf resonanzoptimierende Maßnahmen. Für die deutsche Sprache ist die orale Lautung nicht nur die Standardaussprache (Trenschel 1997, 246 - 253), sie ist leistungssteigernd und qualitätssichernd. Prägnante Einsätze und Lautübergänge, im vorderen Mundresonator realisiert und gepflegt, verbunden mit geweiteter Kehle und abgesenktem Kehlkopf ermöglichen eine klangvolle, tragende Stimme und schützen vor Stimmermüdung bzw. Verschleiß. Eine tiefe Atemmittellage mit einer frei agierenden und federbereiten Bauchdecke vervollständigen das Funktionsgefüge im geschulten Stimmsystem.

Literatur

Baken, R.J. (1997): An Overview of Laryngeal Function for the Voice Production. In: Professional Voice – The Science and Art of Clinical Care. Sataloff, R.T., Singular Publishing Group, San Diego/London, 147-165.

Benade, A. H. (1998): Blechblasinstrumente. In: Die Physik der Musikinstrumente. 2. Aufl., Heidelberg/Berlin.

Clausnitzer, V. und Clausnitzer, R. (1997): Logopädie für Studierende und Praktiker. Band 1 Grundlagen der Therapie von Sprach- und Sprechstörungen. Heidelberg.

Fiukowski, H. (1992): Sprecherzieherisches Elementarbuch. 5. Aufl., Tübingen.

Gall, V. und Berg, R. (1998): Feinstrukturen von Stimme und Sprache. Frankfurt.

Gall, V. und Berg, R. (1998): Ultrastrukturen von Stimme und Sprache. In: Zu Sprach-, Sprech- und Stimmstörungen. Hrsg.: G. Falgowski, L. Greifenhahn-Kell und A. Leutloff. Hanau/Halle, 45-54.

Gall, V. (2000): Phonetische Ultrastrukturen von Stimme und Sprache – Entstehen und auditorische Verarbeitung. In: Selbstwahrnehmung und Fremdwahrnehmung bei Sprach-, Sprech-, Stimm- und Hörstörungen. Hrsg.: G. Lotzmann. Würzburg, 9-14.

Martienssen-Lohmann, F. (1993): Der wissende Sänger. 5. Aufl., Zürich/Mainz.

Trenschel, W. (1997): Die orale Lautung der Standardaussprache. In: Hallesche Schriften zur Sprechwissenschaft und Phonetik, Bd. 2, Hanau/Halle, 246 – 253.

Wagner, R. W. (1997): Sprechwissenschaftliche und sprecherzieherische Grundlagen der Sprach- und Sprechtherapie. In: Clausnitzer, V. und Clausnitzer, R. (1997): Logopädie für Studierende und Praktiker. Band 1 Grundlagen der Therapie von Sprach- und Sprechstörungen. Heidelberg.

Orofaziale Habits — Therapiemaßnahmen im Vergleich von Sprachtherapeuten und Kieferorthopäden

Irene Gudermann, Köln

1 Darstellung und Auswertung der Fragebögen

Im Januar 2000 wurde mit Hilfe einer Fragebogenstudie der Habit-Abbau speziell für den orofazialen Bereich untersucht, bei der sich 28 Kieferorthopäden und 39 Sprachtherapeuten äußerten.

Die folgende Darstellung der Ergebnisse stellt einen Vergleich der sprachtherapeutischen und kieferorthopädischen Therapiemethoden dar und kann zu einer Erweiterung der therapeutischen Möglichkeiten zur Habit-Abgewöhnung beitragen. Zunächst sollen nur die Ergebnisse der Fragebögen vorgestellt werden. Dabei muss berücksichtigt werden, dass bei den einzelnen Punkten Mehrfachnennungen möglich waren.

1.1 Ergebnisse der Kieferorthopädie

Aus dem Fachkreis der Kieferorthopädie äußerten sich 28 Praxen wie folgt:

1. Welcher Institution gehören Sie an?
Praxis: 26 Frühfördereinrichtung: 0 Ambulanz: 0 Klinik: 2

2. In welchem therapeutischen Rahmen spielen Habits eine Rolle?
Sprachentw.verzöger./Sprachentw.stör.: 0 MFT: 24
Sprachentwickl.behinder./Primärbehinderung: 1 Sonstiges: KFO: 7

3. Integrieren Sie in Ihre Therapie den Habit- Abbau?

ja: 28 nein: 0

4. Mit welchen Gewohnheiten werden Sie am häufigsten konfrontiert?

Lutschgewohnheiten:	22	Bruxismus:	19
Zungenpressen:	23	kindliches Schluckmuster:	15
Mundatmung:	24	Lippen- und Wangenbeißen:	7
Nägelkauen:	9	Schnullern:	10
Kopf aufstützen/neigen:	3		

Finger, Haare oder Gegenstände in Zahnzwischenräume drücken: 3

Sonstige: Kaugummi kauen, offene Mundhaltung, Mentalishabit, künstliche Nägel aufkleben lassen

5. Ab welchem Alter versuchen Sie Einfluss auf den Habit-Abbau zu nehmen?

Säuglingsalter:	3 (z.B. Down-Syndrom)
2-4 Jahre:	10
4-6 Jahre:	11
Schulalter:	18
Erwachsenenalter:	12
Sonstiges:	abhängig von Gewohnheiten

6. Zu welchem Zeitpunkt schlagen Sie den Eltern vor, auf den Habit-Abbau Einfluss zu nehmen?

vor der MFT/ Sprachtherapie:	13	während der MFT/ Sprachth.:	7
vor der KFO:	22	während der KFO:	5
nach der KFO:	5	Sonstiges: so früh wie möglich	

7. Welche Hilfen bieten Sie für das Kind/den Betroffenen/die Eltern?

a) klassisch nach Garliner: 14 (modifiziert z.B. GRUMS, Mary A.Bolten)

b) aversive Reize
   Daumexol: 3 (Spikes), Zungengitter: 8 Pflaster: 10

c) positive Verstärker
   Belohnung: 16 Antilutschkarte: 14

d) Merkhilfen
   Erinnerungspunkte: 18 Motivationshilfe: 15

e) Suggestion
Die Eltern suggerieren dem Kind das Therapieziel: 7
(eventuell die Kassette von Ingo Steinbach: „Mund zu")

Ich bearbeite das Problem weiter, indem ich
- eine „Familienkonferenz" bestelle: 0
- mit dem Kind ausführlich spreche: 20
- mit den Eltern im Beisein des Kindes ein Gespräch führe: 19
- durch Rollenspiele den Habit-Abbau thematisiere: 0
- mich dem Kind mit seinem Problem durch das Puppenspiel nähere: 0
- Habits auf der malerischen oder literarischen Ebene (z.B. das Buch die Lutschzwerge) bewusst mache: 8

Sonstige Methoden:
- Saug- und Reizplatten nach Castillo Morales, Padovan, Mundvorhofplatten, OK Dehnungsplatte, Bionator
- nach Milton Erichson: Beim Lutschen wird das Kind gebeten, jeden Tag an einem anderen Finger zu lutschen (erst danach darf wieder am speziellen Lutschfinger, z.B. dem Daumen, gelutscht werden)
- Vertrag (4x genannt), Überweisung zum Logopäden, Kind muss sich von seiner Habit-Neigung selbst entwöhnen
- Homöopathie, Bachblüten
- Fingerpuppen, Edelsteine, audivisuelle Medien, Nachtprogramm vs. Tagprogramm

8. <u>Welche Rolle spielen die Eltern beim Habit-Abbau?</u>
- Die Eltern sind wichtig für die Habit-Abgewöhnung (6x genannt), sind eventuell aber auch die Ursache für Habits
- Kooperation bei Feedback-Therapie, Überwachung, Ko-Therapeuten, sind gut für therapeutisches Klima, ohne Eltern läuft nichts
- Motivation (2x genannt), Unterstützung (3x)
- Eltern sind oft hilflos, spielen keine große Rolle

9. <u>Wie lange dauern im Durchschnitt die Entwöhnungsphasen?</u>
- 1 Woche bis unendlich, 10 bis14 Tage (2x), 2 bis 3 Wochen (3x), 4 bis 6 Wochen (4x), 8 Wochen (3x), 2 Monate, 3 bis 4 Monate (4x), 1 Jahr

- beim Lutschen schnell: 1 bis 4 Wochen, bei Zungenhabits: bis 6 Monate

10. Wann sehen Sie es für sinnvoll an, den Habit-Abbau zunächst zu verschieben?

- wenn das Kind noch zu klein ist, entwicklungsabhängig, Overprotection, z.B. der Mutter
- wenn Kinder im Moment Probleme haben: „brauchen“ Habit
- wenn das Kind nicht ansprechbar ist, wenn keine Mitarbeit gewährleistet ist
- bei schwierigen sozialen Verhältnissen (2x), akute Stressphasen
- wenn es länger dauert als 6 Monate
- bei Entwicklungsverzögerungen, Krankheit, Behinderung, wenn der Familienpsychologe gefragt ist, bei psychischen Problemen, wenn wenig Einsicht der Eltern besteht (2x)
- wenn das Kind nicht will (5x) oder nicht „fähig“ ist (motorisch)
- nie (4x)

1.2 Ergebnisse der Sprachtherapie

Aus dem Fachkreis der Sprachtherapeuten äußerten sich zu der Fragebogenstudie 39 Praxen, die sich wie folgt auswerten lassen:

1.Welcher Institution gehören Sie an?
Praxis: 30 Frühfördereinricht.: 5 Ambulanz: 7 Klinik: 4

2. In welchem therapeutischen Rahmen spielen Habits eine Rolle?
SES/ SEV: 29 MFT: 38 SEB/ Primärbehinder.: 12

3. Integrieren Sie in Ihre Therapie den Habit-Abbau?
ja: 39 beides: 1

4. Mit welchen Gewohnheiten werden Sie am häufigsten konfrontiert?

Lutschgewohnheiten:	36	Bruxismus:	13
Zungenpressen:	29	kindliches Schluckmuster:	29
Mundatmung:	37	Lippen- und Wangenbeißen:	8

Nägelkauen:	17	Schnullern:	28
Kopf aufstützen/ Kopfneigen:	14		

Finger, Haare oder Gegenstände in Zahnzwischenräume drücken: 8

Sonstige:
offene Mundhaltung, interdentale Zungenlage, Bleistift kauen, Kaugummi kauen, schaukeln, vereinzelte kindliche Tics.

5. Ab welchem Alter versuchen Sie Einfluss auf den Habit-Abbau zu nehmen?

Säuglingsalter: 8 (bei LKG-Spalten; eher Beratung)
2-4 Jahre: 17
4-6 Jahre: 26
Schulalter: 21
Erwachsenenalter: 7

- Lehrer haben vor dem Schulalter eher keinen Einfluss
- der Einfluss ist abhängig vom Alter des Patienten bei Therapiebeginn
- generelle individuelle Entscheidung

6. Zu welchem Zeitpunkt schlagen Sie den Eltern vor, auf den Habit-Abbau Einfluss zu nehmen?

vor der MFT/ Sprachtherapie: 29
während der MFT/ Sprachtherapie: 15
vor der KFO: 20
während der KFO: 7
nach der KFO: 5

- MFT ist Habit-Abbau
- abhängig vom Therapiebeginn
- alles kommt in Frage, je nach Störung des Patienten (4x)

7. Welche Hilfen bieten Sie für das Kind/ den Betroffenen/ die Eltern?

a) klassisch nach Garliner: 17 ; modifiziert (bei Säuglingen Schluckmuster)
b) aversive Reize
Daumexol: 2 (oder Nagellack) (Spikes), Zungengitter: 1 Pflaster: 10 (bei hartnäckigen Fällen)

c) positive Verstärker
   Belohnung: 33 Antilutschkarte: 18
d) Merkhilfen
   Erinnerungspunkte: 27 Motivationshilfe: 32
e) Suggestion
   Die Eltern suggerieren dem Kind das Therapieziel: 18

Ich bearbeite das Problem weiter, indem ich
- eine „Familienkonferenz“ bestelle: 3
- mit dem Kind ausführlich spreche: 33
- mit den Eltern im Beisein des Kindes ein Gespräch führe: 33
- durch Rollenspiele den Habit-Abbau thematisiere:
- mich dem Kind mit seinen Problem durch das Puppenspiel nähere: 4
- Habits auf der malerischen oder literarischen Ebene (z.B. das Buch die Lutschzwerge) bewusst mache: 8

Sonstige Methoden:
- neuro-funktionelle Reorganisation (Padovan), Körperaufbau (Sicherheit), Mundvorhofplatte
- Kontrollen, Lob (2x), Bestärkung, genaue Aufklärung, Übungsprotokolle, Motivänderung, Autosuggestion
- Videofilme, z.B. von Hahn: „1/2/3 Lutschen vorbei“
- Infobriefe, Verträge (4x), Telefonate
- individualpsychologische Techniken
- „Freunde“ (Gesichter) auf Nägel, Fotos vorher/ nachher der Zähne oder Kinder, Abgewöhnung in Geschichten packen
- Vorschläge von Kindern aufgreifen, mit Kindern Zeitrahmen absprechen

<u>8. Welche Rolle spielen die Eltern beim Habit-Abbau?</u>
- wichtige Funktion (5x), unterstützende Funktion (10x), Verstärkung (3x), Kontrolle, können Absprachen überwachen und durchführen
- Ko-Therapeuten, festigen Urvertrauen, Verständnis, Motivation (4x)
- Entscheidung muss vom Kind kommen (3x)
- je jünger die Kinder, desto größer ist die Einflussnahme der Eltern
- Eltern müssen Ursachen und Folgen verstehen, müssen aktiv einbezogen werden, Erinnerung (3x), Belohnung
- die Eltern müssen überzeugt werden

9. Wie lange dauern im Durchschnitt die Entwöhnungsphasen?
- Vorgabe einer Deadline (z.B. Geburtstag oder Weihnachten)
- in der Schule länger als in der Ambulanz
- 10 bis 20 Tage (2x), 2 Wochen, 2 Wochen bis 2 Monate (3x), 4 Wochen bis 2 Monate, 2 Tage bis 6 Monate, 6 Monate (2x), 1 bis 4 Wochen, 2 bis 3 Monate, 3 bis 5 Monate (3x), 4 bis 8 Wochen
- Lutschen = 1 Woche
- Motivation/ Vorbereitung: 2-3 Wochen; Durchführung: 3 Wochen
- hängt ganz vom Habit ab

10. Wann sehen Sie es für sinnvoll an, den Habit-Abbau zunächst zu verschieben?
- bei Krankheit, Familienzuwachs, Trennung, Scheidung, wenn Beziehungsprobleme/ Familienprobleme bestehen (10x)
- wenn weitere Habits existieren (z.B. Bettnässen)
- wenn das Kind nicht will oder bereit ist (14x) sowie keine Einsicht zeigt
- wenn Eltern und Kind keine Motivation zeigen (3x)
- bei emotionaler kindlicher Belastung (8x)
- wenn die Eltern nicht bereit sind (4x)
- wenn das Kind noch sehr unreif ist, Säuglingsalter, bei hyperaktiven Kindern, in der Pubertätskrise, wenn Stottern vorliegt, wird erst dieses behandelt
- medizinisch: wenn die korrekte Zungenlage aufgrund behinderter Nasenatmung nicht möglich ist
- bei Atmungsschwierigkeiten
- kein Grund
- wenn nach drei Monaten kein Fortschritt zu sehen ist

2 Ergebnisse

In der Darstellung der Ergebnisse ließen sich einige Unterschiede aber auch viele Gemeinsamkeiten der Vorgehensweisen von Kieferorthopäden und Sprachtherapeuten herauskristallisieren.

Als bemerkenswert ist der hohe Rücklauf der Fragebögen zu bewerten, woraus sich ein großes Engagement und Interesse am Thema der Habits in diesen Fachkreisen ableiten lässt.

Der Vergleich der therapeutischen Rahmenbedingungen lässt erste Unterschiede sichtbar werden. In der Kieferorthopädie und Zahnmedizin spielen Habits vorwiegend im Rahmen der MFT eine Rolle, jedoch weniger in Bezug auf Sprachentwicklungsverzögerungen oder Sprachentwicklungsstörungen. Hierbei muss ganz klar betont werden, dass diese beiden sprachlichen Störungsbereiche auch nicht zu dem spezifischen Aufgabengebiet der Kieferorthopädie zu zählen sind, natürlich aber immer tangiert werden. Von daher ist es um so bemerkenswerter, wie zahlreich die therapeutischen Anregungen gerade aus diesem Bereich zu finden sind. Bei der Auflistung der Gewohnheiten werden ähnliche Ergebnisse der beiden Vergleichsgruppen deutlich. Am häufigsten wird die Mundatmung genannt, mit fast ähnlich hoher Anzahl gefolgt von den Lutschgewohnheiten, dem Zungenpressen, dem kindlichen Schluckmuster und dem Zähneknirschen.

Ein Unterschied zeigt sich in der Häufigkeitsverteilung des Schnullerns, welches bei den Kieferorthopäden nur 10x genannt wird, bei den Sprachtherapeuten jedoch 28x. Auch die Gewohnheit des Kopfaufstützens und Kopfneigens wird von den Sprachtherapeuten weitaus häufiger beobachtet.

Bezüglich der Alterseinflussnahme tendieren beide Gruppen zu einem möglichst frühen Behandlungsbeginn. Schwierigkeiten der Einflussnahme ergeben sich für Lehrer, da diese die Kinder mit ihren habituellen Auffälligkeiten erst sehr spät kontaktieren können. Schon hier zeigt sich die Bedeutsamkeit der Interdisziplinarität, da eine Zusammenarbeit und ein fachwissenschaftlicher Austausch u.a. zwischen Schule und therapeutischer Praxis unvermeidlich erscheint.

Die Auflistung der jeweiligen Interventionsmaßnahmen zeigt ebenfalls ähnliche Vorgehensweisen beider Fachkreise. So wird die klassische Therapie nach Garliner sehr häufig angewandt, jedoch in vorwiegend modifizierter Form. Beim Einsatz aversiver Reize verwenden die Kieferorthopäden und Zahnmediziner Zungengitter weitaus häufiger als die Sprachtherapeuten. Von der aversiven Reizzuführung durch Daumexol und Spikes wenden sich beide Therapeutengruppen weitestgehend ab, wobei Pflaster in der Aufzählung mit jeweils 10 Benennungen gleichermaßen ihre Anwendung finden. Zu einem hohen Anstieg in der Aufzählung der Therapiemethoden kommt es in beiden Vergleichsgruppen bei den positiven Verstärkern und Merkhilfen. Diese Maßnahmen scheinen anhand der Vielfachbenennung beim Abgewöhnen der Habits durchgängige Erfolge zu erzielen. Auch der Suggestion, besonders in der Auflistung der Sprachtherapeuten, wird ein hoher Stellenwert beigemessen, bei der die Eltern in der Durchführung eine große Stütze sein können.

Als ein wichtiger Bestandteil des Habit-Abbaus kristallisiert sich die Gesprächstherapie heraus. Mittels Information, Demonstration und Motivation werden dem Kind und den Eltern die Vorteile einer Therapie erläutert. Der Entschluss zu diesem Schritt muss dennoch allein vom Kind kommen und sollte weder von Seiten des Therapeuten noch der Eltern erzwungen werden. Die Bewusstmachung auf der literarischen oder spielerischen Ebene kann als Therapiezusatz gewertet werden.

Aus der Benennung weiterer Methoden wird ersichtlich, dass der aktuelle Trend nicht in einer Eingrenzung bestimmter Verfahren liegt, sondern vielmehr zu einer Methoden-Vielfalt tendiert. Hervorzuheben sei auch hier die weit gefächerte Therapie der Kieferorthopäden / Zahnmediziner und Sprachtherapeuten, die anhand ihrer aufgelisteten Arbeitsvorschläge weit über ihr Aufgabengebiet hinaus gehen. Hierin zeigen sich möglicherweise die praktischen Umsetzungen des Interdisziplinaritätsgedankens.

Einigkeit besteht darüber, dass die Eltern für die Habit-Abgewöhnung eine wesentliche und entscheidende Rolle spielen, so lange sie nicht die direkte Ursache sind.

Schwierigkeiten ergaben sich in der Festlegung einer konkreten Zeitangabe. Sicherlich ist dies auch gar nicht möglich, da die Abgewöhnungszeit vom jeweiligen Habit und vom Patienten selbst abhängt.

Die beiden häufigsten Gründe, den Habit-Abbau zunächst zu verschieben, waren der Unwille des Kindes seine Gewohnheit abzulegen und emotionale kindliche Belastungen kombiniert mit familiären Problemen. Aus diesen Gründen kann es bestimmte Phasen für das Kind geben, in denen es sein Habit zunächst „braucht“. Hier zählt das therapeutische Geschick, solche Belastungen zu erkennen und gleichermaßen zu versuchen, dem Kind andere Lösungswege anzubieten.

3 Ausblick

Das Ziel der Auswertung der Fragebögen lag darin, einen Einblick in den aktuellen Stand der therapeutischen Möglichkeiten zur Habit-Abgewöhnung zu erhalten und Gemeinsamkeiten sowie Unterschiede anhand der Vorgehensweisen von Sprachtherapeuten und Kieferorthopäden darzustellen.

Ein weiteres Ziel sollte die Herausstellung der Zusammenhänge von orofazialen Habits, Dysgnathien, möglicherweise psychischen Belastungen, orofazialem Ungleichgewicht und den nicht zu unterschätzenden Aussprachestörungen sein.

Tränkmann (2000) plädiert daher im Sinne einer effizienten Diagnose und Therapie für den Aspekt der Ganzheitlichkeit; der Patient muss zuerst von seiner ganzen Muskulatur und von seinem Skelett her betrachtet werden, um von dort zum Detail zu gehen.

Um den Aspekt der Effizienz auszubauen und zu unterstützen, bedarf es einer qualitativen und quantitativen interdisziplinären Zusammenarbeit. Klocke u.a. (2000, 38ff.) untersuchten zu diesem Gedanken den Status der myofunktionellen Therapie im Rahmen der interdisziplinären Zusammenarbeit aus der Sicht des Muskelfunktionstherapeuten. Geäußerte Kritik war u.a. der späte Überweisungszeitpunkt der Hauptüberweiser zur MFT. Weiterhin äußerten mehrere Therapeuten den Wunsch nach mehr Kommunikation zwischen überweisendem Arzt und Therapeut. Für das Nichterreichen des Behandlungsziels waren ähnlich wie in der von mir durchgeführten Studie folgende Faktoren verantwortlich: fehlende Mitarbeit und Motivation des Patienten sowie unzureichende Compliance der Eltern. So stellt sich die Forderung nach einer genaueren Diagnosestellung, mehr interdisziplinäre Fortbildungen und bessere Motivation und Aufklärung des Patienten über Art und Relevanz der Therapie (Thiele, Clausnitzer, R. und Clausnitzer, V. 1992).

Nicht zu vergessen ist das rechtzeitige Screening zur Prävention und Früherkennung von Störungen, dessen positive Relevanz auch Hahn (2000) thematisiert, indem er von einem Paradigmenwechsel spricht: „Weg von der Reparatur, hin zur Prävention".

Literatur

Hahn, H. (2000): Situationsbericht des AK-MFT und der Gesellschaft für orofaziale Dyskinesien. Jahrestagung des AK-MFT und der Gesellschaft für orofaziale Dyskinesien 17./ 18.11. 2000. Hannover.

Hahn, V. (2001): Myofunktionelle Therapie - Orale Stereognose. Vortrag am 7.7.2001. Universität zu Köln.

Klocke, A., Korbmacher, H. und Kahl-Nieke, B. (2000): Der Status der myofunktionellen Therapie im Rahmen der interdisziplinären Zusammenarbeit aus der Sicht des Muskelfunktionstherapeuten. In: Sprache - Stimme - Gehör 24, 38 - 43.

Klocke, A., Korbmacher, H. und Kahl-Nieke, B. (2000): Der Einfluß der kieferorthopädischen Apparaturen bei der myofunktionellen Therapie. In: Fortschritte Kieferorthopädie 61, 414 - 420.

Korbmacher, H., Kahl-Nieke, B. und Schnabel, S. (2000): Die kieferorthopädische Frühbehandlung in Deutschland bei Anomalien des progenen Formenkreises. In: Fortschritte Kieferorthopädie 61, 168 -174.

Thiele, E., Clausnitzer, R. und Clausnitzer,V. (1992): Myofunktionelle Therapie aus sprechwissenschaftlicher und kieferorthopädischer Sicht. Heidelberg.

Tränkmann, J. (2000): Einführung zur Jahrestagung des AK-MFT. 17./ 18. 11. 2000. Hannover.

Künstlerisches Sprechen und Kunstgesang – Kongruenz und Differenz

Horst Gundermann, Heidelberg

In der vergleichenden Gegenüberstellung von Sprechen und Singen als Kunstformen liegt eine beachtliche Anzahl von Veröffentlichungen vor, die bei wenigen kontrovers diskutierten Meinungen in der Mehrheit darin übereinstimmen, dass die Funktionsweisen der beiden höchstentwickelten menschlichen Äußerungsarten sich nur in Graden unterscheiden.

Zur Verunsicherung in der vergleichenden Einschätzung tragen die terminologischen Vieldeutigkeiten bei. Die Wissenschaftssprache ist nicht identisch mit dem stimmpraktischen Begriffsinventar. Der Phoniater beurteilt und benennt manches anders als der Gesangspädagoge, der Sprechwissenschaftler oder der Stimmbildner und -therapeut. Zu den Unwägbarkeiten bei der Gewichtung von Sprechen und Singen zählt auch, dass es verschiedene Gesangsformen gibt, die Methodik also in den Themenkreis eingreift. So wie ein unterschiedlicher Gebrauch der Sprechstimme postuliert wird, wie etwa bei der Trojanischen Trias von Schon-, Gebrauchs- und Kraftstimme.

Schließlich dürfen wir die historische Dimension nicht übersehen. Wie andere menschliche Produktionsweisen unterliegt die Stimme den modischen Zeitströmungen. Aus geschichtlicher Sicht drängen sich wiederum Rückfragen zur Evolution auf. Hat das Medium der Sprache, die Stimme, die uns aus der Fülle der Mitgeschöpfe durch ihre einzigartig vielseitige ästhetische und kommunikative Zeugungskraft heraushebt, ihren Ursprung im ersten lockenden Zuruf, im Singsang, in der Musik, im Tanz? Mit anderen Worten: Entspringen nicht alle diese vom Naturhaften zur Kunst sich erhöhenden Expressiva derselben Quelle?

Es sei an eindrucksvolle Aufzeichnungen über den Einklang von Körperbewegung und akustischer Lautgebärde erinnert. Wie sollte sich denn auch bei melancholischer Stimmungslage die damit einhergehende Verlangsamung der muskulären Aktivitäten nur auf die große Körpermuskulatur beschränken; jeder weiß, wie sich ein solcher Zustand seelischen Tiefgangs gleichermaßen auf die filigranen Kräfte auswirkt, die den Stimmausdruck erzeugen. Wie vice versa ein euphorisches Hochgefühl mit Bewegungssturm und Jubellaut einhergeht.

Sundberg, dem wir wesentliche Informationen zur Singstimme verdanken, stellt sich in diesem Zusammenhang die Frage: wie denn beim Singen, wo die Stimmhöhe im Gegensatz zum Sprechen vom Komponisteur festgelegt ist, der Sänger die im Text ausgesprochene emotionale Atmosphäre hinzufügen kann. In seiner Antwort unterscheidet er die Makrointonation des Sprechers - wohl gleichzusetzen mit Prosodie, (pros odie, das was daneben oder dazu klingt) - von der Mikrointonation des Sängers, worunter er sublime Einstellungsveränderungen bei der Grundfrequenzgestaltung versteht.

Eine Beobachtung, die die vorherrschende Ansicht einer nur graduell abweichenden Übereinstimmung am Quellort der Stimme zu untermauern scheint. Ehe wir uns im folgenden der enger gefassten Fragestellung nach dem künstlerischen Gleichklang zuwenden, halten wir es aus didaktischen Gründen für geboten, ganz allgemein und im Überblick die Unterschiede und Übereinstimmungen bei der Bewertung von Sprechen und Singen aufzuzeigen, so wie sie sich in der einschlägigen Literatur niedergeschlagen haben.

Bei der Sprechstimme ist die Grundfrequenz gleitend ohne Tonhöhenfixierung. Das Auf und Ab dieses Gleitens wird auch nicht unbedingt als Tonhöhe empfunden. (In Klammern sei vermerkt, dass sich eine monotone Sprechweise stimmpathologisch auswirken kann. Ich habe in diesem Zusammenhang den diagnostischen Terminus "Dysprosodische Dysphonie" eingeführt. Der Mangel an melodischen Akzenten trägt in solchen Fällen zur Stimmversteifung bei).

Eine wesentliche Rolle spielt bei der Sprechstimme, wo der melodische Rahmen bekanntlich begrenzt ist, der temporäre Akzent, d.h. das die Flüssigkeit der Rede bestimmende Pausenverhalten ist bedeutsam für die Sinnverdeutlichung. In der Gesangsstimme gibt es musikalisch-kompositorisch festgelegte Tonhöhenbereiche. Die Grundfrequenz wird bewusst gestaltet, wogegen die Grundfrequenz bei der Sprechstimme eher als unwillkürlich gesteuert angenommen werden kann. Beim Singen ist das Halten einer Tonhöhe typisch. In der Sprechstimme ist das Schallsignal dagegen transient, d.h. periodische Momente treten nur als Durchgangsphasen auf. Es kommt zu permanent zeitlichen Überlappungen der zu verschiedenen Phonemen gehörigen artikulatorischen Bewegungen, was wir mit dem Begriff Koartikulation umreißen. Dazu passt die in Differenz zur Singstimme sich relativ schnell veränderbare Einstellmotorik der Phonations- und Artikulationsmuskulatur. Des Weiteren ist zu erwähnen, dass das für die Gesangsstimme bezeichnende Vibrato in der Sprechstimme so nicht auftritt, wenn man auch zuweilen, wohl in Übereinstimmung mit der psychischen Befindlichkeit, beim Sprechen tremorartige Fluktuationen heraushören kann.

Bei der Singstimme, in Sonderheit bei der ausgebildeten, kommt der Rückwirkung des Schallfeldes im Vokaltrakt auf die Schallbildung an den Stimmlippen, der Impedanz, eine besondere Bedeutung zu. Sie ist wesentlich stärker als beim Sprechen, da der Schallpegel höhere Werte erreichen kann. Das hängt u.a. mit dem längeren Halten eines Tones zusammen, weil sich dann nämlich erst ein hoher Schallpegel und eine starke Rückkopplung auf die Schallerzeugung entwickelt. Der Sänger hält sich, bildlich gesprochen, länger als der Sprecher im Resonanzraum auf.

Bemerkenswert ist ein Hinweis Sundbergs zur Larynxposition: Beim Sprecher spiegelt sich die Aufwärtsbewegung des Kehlkopfes im Steigen der Phonationsfrequenz wider. Der professionelle Sänger hat diese unbewusste Gewohnheit aufgegeben - mehr noch, sie ins Gegenteil verkehrt: Die Niedrigstellung des Larynx geht mit einer erhöhten Grundfrequenz einher. Es ist anzunehmen, dass hier eine Verbindung besteht zu dem durch die Gesangsausbildung sensibilisierten propriozeptiven Gedächtnis, das es erlaubt, gewohnheitsmäßige Einstellungsmodi zu verändern.

Ein wesentliches Moment der Sängerstimme ist die Angleichung der Vokale, was ihre Verständlichkeit umflort. Die Klangästhetik läuft gewissermaßen der Artikulationstechnik den Rang ab. Die Vokale werden colored, eingefärbt - der Preis, der zwecks Bildung des Sängerformanten eingefordert wird. Bekanntlich sind Popsänger nicht bereit oder nicht fähig, diesen Preis zu zahlen, weil die dazu erforderlichen laryngealen und pharyngealen Positionseinstellungen die Gedanken und Stimmungen ihres Repertoires nicht zum Ausdruck brächten, was sie nötigt, in die elektronische Verstärkung auszuweichen.

Während es beim Sprechen nur zu einer geringfügigen Veränderung des Konsonant-Vokal-Verhältnisses kommt, herrscht beim Singen eine weit längere, bis zu zehnfache Vokaldauer vor, weshalb diese Dehnung auch als vokalische Sprache bezeichnet wird. So wie die Stimmlippenfunktion beim Gesang intensiver und unter komplizierten Spannungsverhältnissen abläuft, wird auch die Atemführung differenzierter und bewusster eingesetzt. Dazu muss die Kontrolle des subglottischen Drucks sehr schnell und präzise vollzogen werden, daran sind die aktiven Muskelkräfte stärker beteiligt. Beim Sprechen sind es eher die passiven exspiratorischen Rückstellkräfte des Atemapparates, die den erforderlichen subglottischen Druck regulieren.

Beim Sprechen wird die kompensatorisch inspiratorische Arbeit, um die passiven exspiratorischen Kräfte des Brustkorbs und der Lungen im Gleichgewicht zu halten, vorwiegend von den die Inspiration bewirkenden Interkostalmuskeln geleistet. Anders als beim Singen bleibt der Hauptatemmuskel, das Zwerchfell, weitgehend passiv, (allerdings ist die Aktivitätszugabe des Diaphragmas auch beim Sänger nicht einheitlich).

Zweifellos wird der Kehlkopf beim Singen durch die Notwendigkeit des Tonhaltens und das Aufsteigen in höhere Stimmlagen stärker belastet. Zugleich wird ein größerer Anteil der Lungenvitalkapazität für die Phonation verbraucht. So soll beim Sänger die Vitalkapazität um ca. 20% größer sein als im Durchschnitt bei Nichtsängern, woran besonders das Residualvolumen teil hat. Nebenbei bemerkt beglaubigt dies die Unerlässlichkeit eines spezifischen Atemtrainings. Schließlich ist noch als Unterscheidungsmerkmal der in der Sprechstimme nicht nachweisbare, bei männlichen Opern- und Konzertsängern der westlichen Musikkultur auftretende Sängerformant ins Feld zu führen, dessen Energiemaximum um 3000 Hz liegt. Untersuchungen haben ergeben, dass er bei Solosängern prominenter ausgebildet ist als bei Chorsängern, unterschiedliche Ausprägungswerte zeigen sich ebenso bei den einzelnen Stimmgattungen.

Wenn wir die bisherigen Abwägungen auf einen Nenner bringen wollen, lässt sich auf ein Sprachbild von Aderhold zurückgreifen. Er schreibt: "Die Gesangtechnik entspricht in vielen Punkten der Sprechtechnik - nur werden die Sprechfunktionen durch ein Vergrößerungsglas gesehen und in Zeitlupe ausgeführt". Anders gesagt: Singlaute sind modifizierte Sprechlaute. In moderner Computersprache ausgedrückt könnte man formulieren: Die Ausdrucksfunktion des Sprechens ist als digital einzustufen, die des Singens als analog. Oder philosophisch erhöht: Singen ist die Metaphysik des Sprechens.

Das wirft die Frage auf: Wer dirigiert dieses einzigartige Klangorchester? Wie werden diese diffizilen und komplexen Funktionsabläufe gesteuert, reguliert und kontrolliert? Womit wir zum Kern unseres Beitrages gelangen.

Über die zuvor aufgeführten größeren oder kleineren Unterschiede in den Bewegungsfolgen und räumlichen Anpassungen beim Singen und Sprechen, im Bereich der Physiologie also, scheint das Terrain einigermaßen ausgemessen. Wie aber ist es zu erklären, dass hervorragende Sängerinnen und Sänger gar nicht so selten holperig, ungelenk unnatürlich in ihren Sprechpartien agieren? Und warum sind meisterhafte Rezitatoren oder Schauspieler gar nicht selten unfähig, eine Melodie nachzusingen?

Wir stoßen hier auf ein in Theorie und Praxis noch wenig beackertes Feld, gemeint ist die Psychologie der Stimme; es sollte wohl treffender heißen: die Psyche des Stimmträgers, die bei allen tonalen Kreationen entscheidend beteiligt ist und die uns wie alle unsere Lebensäußerungen in Höhen und Tiefen führt.

Wenn es bei zweifellos sängerischer Gestaltungsbegabung schwierig ist, in den richtigen Sprechduktus hineinzufinden, so ist das sicher mit darauf zurückzuführen, dass wir uns beim Sprechen vorrangig des kommunikativen Mitteilungswillens befleißigen, während gesangskünstlerisch der ästhetische Formungswille im Vordergrund steht. Beide Willensbekundungen aber - und das scheint mir entscheidend - werden von einer Zentrale dirigiert, deren Sitz die Alten, die ohne Tiefsinn, im Zwerchfell vermuteten, und den die heutige Wissenschaft dem Gehirn zuschreibt.

Wenn wir also den sich voneinander abhebenden Charakteristika von Sprechen und Singen auf den Grund kommen wollen, müssen wir unsere Aufmerksamkeit dieser Region zuwenden.

Zentral, um es vereinfacht auszudrücken, ist beim Sprechen die Aufgabe, einen an sich zeitunabhängigen Gedanken in eine zeitlich aufgereihte Form von Phonemen zu ordnen. Der Klang, der auch das Sprechen begleitet, besitzt vordergründig keine künstlerische Ambition, er dient dem Transport nonverbaler Informationen, die allerdings - das muss eingefügt werden - den gedanklichen Inhalt des Ausgesprochenen mitbestimmen, ja eine andere Wertung geben können. (Dies gilt vornehmlich für die alltägliche Verkehrssprache. Beim Kunstsprechen gewinnt der musikalische Akzent, analog dem Singen, an Bedeutung.)

Anders nun das Gewicht des Klanges beim Gesang. Hier werden die kommunikativen Elemente weitgehend zugunsten einer melodischen Überhöhung abgeschwächt. Es lässt sich somit sagen, dass sich bei Sängern und Sprechern verschiedene Wesensarten, bedingt durch unterschiedliche Bereitstellungsräume, kundgeben. Man kann annehmen, dass sich dies infolge jeweils verschieden gewichteter (sozusagen: betonter) Hemisphärenaktivität vollzieht.

Auf der Suche nach Unterscheidungsmerkmalen unseres thematisch gegenübergestellten Begriffspaares stößt man häufig auf das Wort "Musikalität" als Grunderfordernis, ja Markenzeichen für den Sänger. Sofern man dem Sprecher das Etikett "Kommunikativität" anheftet, also den Impetus etwas Informatives mitteilen zu wollen, lässt sich eine gewisse Differenzierung, wie zuvor schon mit der Unterscheidung von Mitteilungs- und Formwille, vornehmen.

Man könnte nunmehr im Verfolg der Unterschiedlichkeit zum Ergebnis kommen, dass beim Singen die rechte Hirnhälfte stärker engagiert ist als beim Sprechen und eben umgekehrt die linke beim Sprechen überwiegt. Physikalisch würde man von einer disparaten Einstellung zwischen den Polen Zeit und Frequenz bzw. Klang sprechen.

Rufen wir uns noch einmal das Wesentliche des zuvor Gesagten ins Gedächtnis zurück: Erkennt man beim Sprechen ein zeitliches Voraneilen, gekennzeichnet von Koartikulation, Meidung längerer Klangphasen und gleitender Phonations- und Artikulationsbewegung, so zeichnen sich beim Singen lange Klangphasen, diffizile Klangstrukturen und eine beträchtliche Rückwirkung des Schalles auf die Schallproduktion ab, einhergehend mit Sängerformant und Vibrato. Zusammenfassend liegt der Unterschied also letztlich in der mentalen Konzeption bei Benutzung des gleichen Organsystems.

Bildlich hat man beide Funktionsabläufe mit dem Gehen und Laufen verglichen oder auch den verschiedenen Aggregatzuständen eines Grundstoffes oder technisch beschrieben: Betriebsmodalitäten ein- und derselben Apparatur.

Man mag ergänzen, dass beim Sänger die Tatsache zugleich Instrument und Instrumentalist zu sein, eine weitere Differenz zutage treten lässt, jedenfalls auf die gebräuchliche Alltagsstimme bezogen. Der Sprechkünstler wird aber keinen Zweifel daran lassen, ebenfalls auf einer Klaviatur zu spielen, deren vollendete Beherrschung ihn erst befähigt, seine Zuhörer in Spannung, Mitleid und Rührung zu versetzen.

Wir bemerkten zuvor, dass die sängerische Sprechleistung sich von der rhetorisch-schauspielerischen mitunter durch Aufgesetztheit, Manieriertheit abhebt, wobei subjektive Faktoren mitspielen. Sänger selbst gehen häufig davon aus, dass es sich um zwei völlig getrennte künstlerische Aufgaben handelt. So kommt es zu einer frühzeitig angelegten Verunsicherung gegenüber dem Sprechen. Zum anderen befindet sich der Gesangausübende bei allen seinen stimmlichen Äußerungen in einem erhöhten Gesamttonus, ein physisch-psychischer Spannungszustand, der auch die Sprechweise prägt, die dann oft wie gesungen erscheint.

Wir haben Verschiedenes zusammengetragen über die anatomisch-physiologischen Grundlagen und die Funktionsleistungen, die zum Sprechen und Singen gleichermaßen befähigen. Es wurden die Sonderheiten und Übereinstimmungen hervorgehoben und der Dirigent dieses wunderbaren Klangkörpers benannt. Ein Ausspruch Pavarottis verdeutlicht es: "Ehe ich einen Ton singe, muß ich ihn gedacht haben". In ihrem geistig-seelischen, im kreativen Ursprung, das ist das Resümee, sind sich künstlerisches Sprechen und Gesang nahe. Was sie schließlich unterscheidet, ist die jeweils eigene Art und Weise der Ausdrucksinszenierung.

Man könnte zum Vergleich die bildende Kunst heranziehen, wo es bei gleicher schöpferischer Begabung verschiedene Ausdrucksmöglichkeiten gibt. So ist vorstellbar, dass die Sprechkunst Annäherungen an die Grafik zeigt: im Wesentlichen eine klare Linienführung, schärfere Konturen und doch auch fein gestrichelte Schattierungen, die dem vordergründigen Abbild Tiefe verleihen. Die emotiven Ausbrüche und Affekte bleiben jedoch der rationalen Aussage verpflichtet. Wogegen im Kunstgesang wie in einem Gemälde die Farben erstrahlen, im ständigen Wechsel von hellen zu dunklen Tönungen ineinander verfließen. Im Glanzlicht funkelnder Farbtupfer erhält die Komposition ihre Leuchtkraft, die überblendete Vernunft wird vom Gefühl an die Hand genommen.

Bündig und metaphorisch zusammengefasst: Bei einem gelungenen vokalen Vortrag, mit welchen Mitteln auch immer erzeugt, hört man das Herz der Stimme schlagen.

Literatur

Aderhold, E. (1963): Sprecherziehung des Schauspielers. Berlin.
Gundermann, H. (1994): Phänomen Stimme. München/Basel.
Seidner, W. und Wendler, J. (1978): Die Sängerstimme. Berlin.
Sundberg, J. (1987): The science of the singing voice. Nothern Illinois.

Zum Problem der Norm für die Zielsetzungen in der logopädischen Therapie

Marion Hermann-Röttgen, Stuttgart

Einleitung

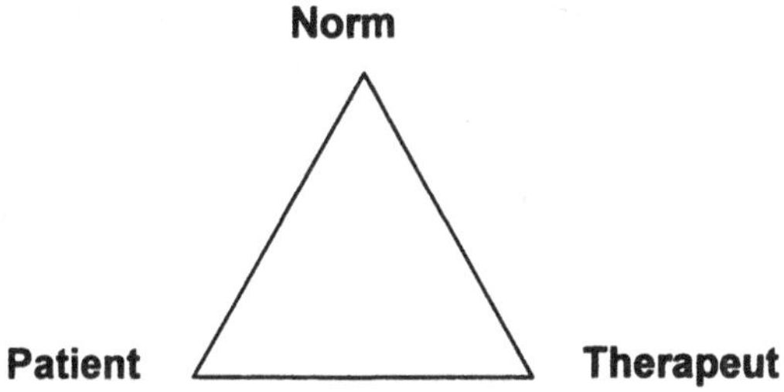

Eine Auseinandersetzung mit dem Problem der Norm für die Zielsetzungen in der logopädischen Therapie eignet sich aus verschiedenen Gründen für die Festschrift von Dr. Volkmar Clausnitzer. Vor allem, weil er mir als Sprecherzieher **und** Logopäde ein Lehrer und Therapeut zu sein scheint, der in seiner Arbeit täglich dem Konflikt begegnet, ob eine sprachliche Auffälligkeit eher therapeutisch oder eher pädagogisch anzugehen ist, ob sie in den Bereich der Norm gehört oder nicht.

Jeder Mediziner und jeder Therapeut benötigt - zumindest als Arbeitshypothese eine Vorstellung davon, was er für gesund und was er für krank zu halten hat. Diese Norm entsteht induktiv durch Untersuchungen und daraus abgeleitete Statistiken, sie gilt ihm als Maßstab seiner Behandlungen und Überweisungen.

Der Begriff Gesundheit jedoch ist schwer zu definieren, da er abhängig von der jeweiligen Phase des Lebens ist. Das perfekte Funktionieren aller Organe ist zeitbedingt, wie sonst definieren wir die Defizite, die durch das "normale" Altern entstehen oder gar den Tod, unser aller "normales" Ende. Leben als Krankheit zum Tode, sagt Heidegger. Das aus medizinischer Sicht Normale ist also keinesfalls ein feststehender, durch gleichbleibende Tests überprüfbarer Zustand, auch Normen unterliegen den wechselnden Bedingungen unseres Lebens und müssen immer wieder neu definiert werden.

Um die Relevanz des Abweichens von der medizinischen Norm für das individuelle Leben unserer Patienten zu beurteilen, ist es notwendig, sich mit den Betrachtungsweisen der Soziologen, der Psychologen und der Pädagogen zu befassen. Welches Sprachverhalten ist für meinen Patienten unter seinen gesellschaftlichen und sozialen Bedingungen normal? Welche Möglichkeiten der Veränderung bestehen überhaupt auf Grund seiner seelischen Verfassung? Welche Art des kommunikativen Umgangs ist bei seiner psychischen Veranlagung normal? Wie würde ein Pädagoge die sprachliche Entwicklung dieses Kindes einschätzen, wenn er die Umstände seiner Sprachentwicklung kennt? Wäre sie im Rahmen der kindlichen Erfahrung vielleicht doch ganz normal?

Nur die Berücksichtigung und das sorgfältige Einbeziehen der unterschiedlichen Aspekte unserer menschlichen Existenz ermöglichen eine erfolgreiche Therapieplanung. Die Bedeutung der Philosophie als Wissenschaft, die im Gegensatz zu den anderen ohne alle Statistiken nie induktiv, sondern deduktiv verfährt, indem sie Thesen aufstellt, scheint mir deswegen genannt werden zu müssen, weil ich überzeugt bin, dass eine philosophische Reflexion der eigenen Vorstellung vom Menschen die wichtigste Voraussetzung für jeden Therapeuten ist.

Man muss seinen persönlichen Standpunkt kennen, bevor man verantwortungsvoll eine Meinung äußern kann darüber, wo der andere Mensch steht, und vor allem bevor man Schritte unternimmt, den Patienten an ein Ziel zu führen, das nicht der Patient, sondern der Arzt und der Therapeut bestimmt haben. Die Tatsache, Sprecherzieher und Logopäde zu sein, wie Dr. Clausnitzer - und das verbindet mich mit ihm - ermöglicht uns in den vielen Fällen, die keine klare Entscheidung zulassen, weil die allgemeinen Vorstellungen von "Norm" nicht anwendbar sind, einen Weg zu gehen, der einen differenzierten Kompromiss zwischen Therapie und Unterricht darstellt.

Die Aufgabe des Sprach-, Sprech- und Stimmtherapeuten

Der Logopäde hat die Aufgabe, alle Störungen zu behandeln, die bei Menschen aller Altersgruppen im Bereich von Sprache und Stimme auftreten. Seine Patienten werden ihm von den Ärzten mit einer Diagnose überwiesen, die Aussagen macht über ein Symptom, welches das Sprach- oder Stimmverhalten des Patienten von anderen Menschen unterscheidet, also ein Defizit gegenüber einer Norm beschreibt.

AUFGABE DES THERAPEUTEN

AUSGANGSSITUATION

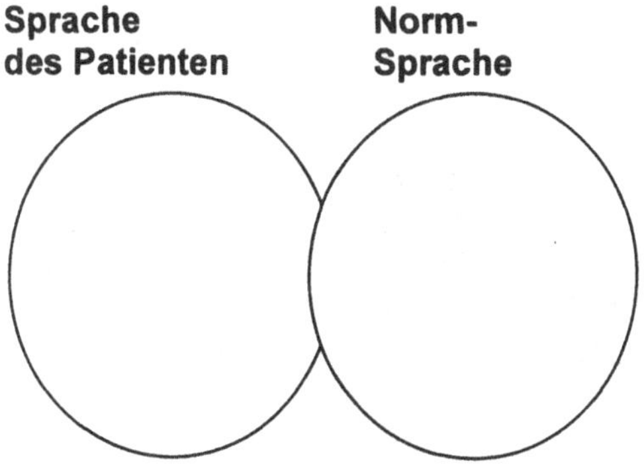

Die Zielsetzung der logopädischen Therapie ist offenbar, die Übereinstimmung mit dieser Norm so weit wie möglich wieder herzustellen. Um die Abweichungen von der Norm zu definieren, werden üblicherweise standardisierte Testverfahren verwendet, die zugleich eine Hilfe sind, um den Fortschritt der Therapie zu überprüfen und um eine Qualitätssicherung zu gewährleisten. Dafür ist der Logopäde meines Erachtens nicht ausreichend ausgebildet. Auf Grund der Schwierigkeit, festzulegen, was "normal", was "gesund" ist, kann die allgemeine Sprach- und Stimm-Norm nur Basis und Hilfe für die Therapie-Planung sein.

THERAPIEZIEL

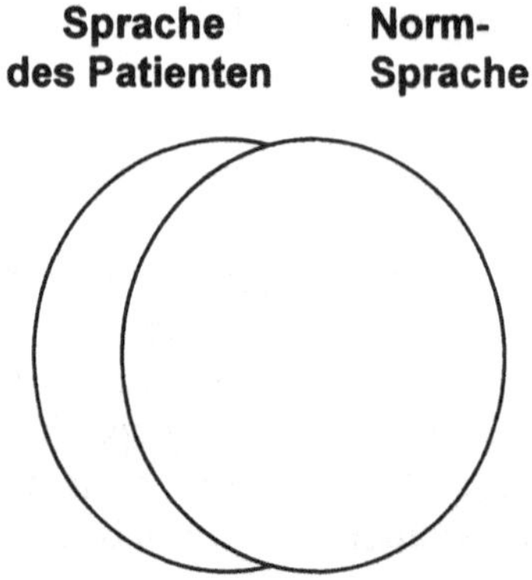

Die Auseinandersetzung mit einer Sprach- und Stimm-Norm durch Test-Verfahren ist zwar für die Qualitätskontrolle unerlässlich, aber es gibt bisher nicht genügend strukturierte Konzepte, welche die logopädische Therapie im Hinblick auf die jeweilige, individuelle Situation des Patienten systematisch analysieren. Das jedoch wäre dringend erforderlich.

Am Beispiel von vier Gebieten der logopädischen Therapie soll skizziert werden, wie problematisch es ist, für die Planung von Sprach- oder Stimm-Therapien Normen zu Grunde zu legen. Auf alle logopädischen Gebiete einzugehen, erlaubt der Raum in dieser Publikation nicht, so werde ich zum Beispiel auf die Schluckstörungen verzichten.

Stimmstörungen

Zunächst zu den Stimmstörungen, die ebenfalls in den Aufgabenbereich des Logopäden gehören. Sie reichen von Stimmbandlähmungen durch Operationen im Kehlkopfbereich bis zu den immer mehr zunehmenden nervösen Verspannungen, weil es einem "die Stimme verschlägt".

Im Bereich der Stimmanalyse gibt es keine standardisierten Test-Verfahren für Logopäden, weil ohne technische Hilfsmittel des Arztes, wie zum Beispiel des Stroboskopes - einer Art Kamera, die die Bewegungen der Stimmlippen filmt -, eine objektive Analyse nicht möglich ist. Solche phoniatrische Untersuchung informiert uns über alle medizinischen Abweichungen von der normalen Stimmfunktion. Nun ist aber das stimmliche Verhalten der Menschen von zahlreichen Komponenten abhängig, die bei diesen Zahlen unberücksichtigt bleiben. Ich nenne hier nur einige Faktoren:

DETERMINIERUNG DES STIMMVERHALTENS:

1. **Historisch**
2. **Kulturell**
3. **Schichtabhängig**
4. **Alters- und geschlechtsspezifisch**
5. **Charakterbedingt**
6. **Situationsabhängig**
7. **"Stimmungs"-abhängig**

Die Entscheidung darüber, was "normal" ist, wird schwierig und damit auch die Entscheidung, was, wie und ob überhaupt therapiert werden kann und soll.

Fallbeispiele: Stimmstörungen

Fall 1:
Wie gehe ich zum Beispiel mit der nasalierenden Sprechstimme meiner chinesischen Patientin um, die bei uns Gesang studieren will? Die asiatischen Sprachen müssen nasaliert werden. Meine komplizierte Zielsetzung war, mit der Patientin eine neue Sprechstimme zu erarbeiten, die aber nur für das Deutsche galt und nicht für ihre Muttersprache.

Erst nach dieser Therapie, war die Basis für ein erfolgreiches Gesangsstudium in Europa gelegt. Die Patientin war außerordentlich musikalisch und hat das Umgehen mit zwei so verschiedenen Stimm-Normen erstaunlich schnell bewältigt.

Fall 2:
Im Konflikt befand ich mich mit einem jungen italienischen Rock-Sänger, der sich mit seiner lauten Stimme außerordentlich männlich

vorkam, was er mit den im Grunde "kranken" Verspannungen seiner Kehlkopfmuskulatur im wahrsten Sinne des Wortes "be-tonte". Er hatte und hat aber gerade mit dieser kranken Stimme seinen künstlerischen Erfolg. Die Stimme hört sich ähnlich an wie die von Louis Armstrong.

Ich habe dem Patienten die physiologischen Zusammenhänge erklärt, eine erfolgreiche Therapie hätte seine künstlerische Karriere beendet. Also haben wir darauf verzichtet.

Fall 3:
Besonders kompliziert sind Stimmstörungen von Frauen, die irgendwann mit vierzig Knötchen auf den Stimmbändern haben, weil sie ihr Leben lang die hohe Stimme ihrer Mädchenjahre kultiviert und beibehalten haben. Das klingt zart und sanft, viele Männer mögen das sehr. Man gehört dann zu den Frauen, die stets liebevoll beschützt werden, denen man jederzeit den Koffer trägt. Wenn man diesen Frauen die ihnen eigentlich natürliche normale Stimme beibringt, ändert sich natürlich nicht nur die Stimme. Mit einer kräftigen Stimme, wie ich sie habe, wird man auf jeden Fall weniger geschont, als wenn man sich empfindlich präsentiert. Das heißt, wenn man diesen Frauen ihre Störung nimmt, muss man sie psychologisch darauf vorbereiten, dass sie nicht nur ihre Mädchenrolle, sondern noch vieles andere aufgeben müssen.

Resümee

Anlass einer Stimmtherapie kann eine kaum hörbare stimmliche Indisponiertheit sein, wenn der Patient beruflich auf eine optimale Stimmqualität angewiesen ist. Es ist aber genauso denkbar, dass man eine schwere Funktionsstörung belassen kann, weil keine äußere Notwendigkeit und kein persönlicher Leidensdruck diesen Schritt notwendig machen. Es zeigt sich, dass besonders im Falle der Stimmtherapie eine differenzierte ärztliche Diagnose notwendig ist und zur Entscheidung beiträgt, ob eine Stimmtherapie notwendig ist, oder ob der Therapeut es bei einer Beratung bewenden lassen kann.

Kindliche Sprachstörungen

Wenn wir als Zweites die Gruppe der vielfältigen kindlichen Sprachstörungen betrachten, die vom harmlosen Lispeln bis zur totalen Sprachverweigerung des autistischen Kindes reichen, wird deutlich, dass es noch schwieriger zu beurteilen ist, wie ein "normales Kind" sich anhört.

Zur Beurteilung von Kindersprache hat sich der Heidelberger Sprachentwicklungstest, der HSET, bewährt, dem statistisch erarbeitete Aussagen über die "normale" Sprachentwicklung eines "gesunden" deutschsprachigen Kindes im Vorschulalter zu Grunde liegen. Solche Kinder sind jedoch heutzutage in einer "normalen" Schule in Deutschland seltener anzutreffen als Kinder, die zwei- oder gar dreisprachig groß werden. Viele Kriterien entscheiden mit darüber, ob die sprachliche Entwicklung eines Kindes "normal" ist.

KRITERIEN DER KINDLICHEN SPRACHENTWICKLUNG

Früh- oder "Normal"-Geburt	*(Mongoloide Kinder)*
Gesundheit	*(Allergien, Hörschäden)*
Konstitution	*(Anfälligkeit)*
Erbgut	*(Sprachbegabung)*
Eltern	*(Soziale Schicht, Ausländer)*
Geschwister	*(Einzelkind, viele Geschwister)*
Häusliche Bedingungen	*(Schlüsselkind, Armut)*
Seelische Bedingungen	*(Scheidung, ungewolltes Kind)*
Sprachliche Anregung	*(Medien, Tagesablauf)*

Mehr als bei den Stimmstörungen, müssen wir uns bei Kindern mit der statistischen Norm auseinandersetzen. Man kann leider aus zwei Gründen nicht warten, ob "das nicht von selber noch kommt".

1. Die Schulpflicht bindet den Bürger durch Gesetz. Mit ca. 8 Jahren muss jedes Kind in irgend eine Schule integriert werden. Das heißt, bis dahin muss auch die für die Zukunft wichtige Entscheidung über den Schultyp getroffen werden.

Der zweite Grund ist gravierend und nicht allen Eltern bewusst:

2. Forschungsergebnisse über die Entwicklung des Gehirns zeigen uns, dass das Gehirn seine Lernfähigkeit verändert und zwar endgültig. Bestimmte Fähigkeiten müssen bis zu ungefähr dem siebten Lebensjahr erworben sein, weil einige zerebrale Strukturen sich bis zu diesem Alter formen und in wesentlichen Elementen danach irreversibel sind. "Was Hänschen nicht lernt, lernt Hans nimmer mehr", ist im Hinblick auf die Sprachentwicklung leider ein all zu wahrer Satz.

Rechtzeitige Therapie ist entscheidend für das spätere Leben.

Fallbeispiele: Kindliche Sprachstörungen

Was das für die Therapie bedeutet, möchte ich an zwei Fällen deutlich machen:

Fall 1:
Tolga ist ein kleiner türkischer Patient und erst seit wenigen Wochen in einem deutschen Kindergarten. Mit dem HSET kommt man daher nicht weit. Er spricht wenige deutsche Worte in einer scheinbar chaotischen Reihenfolge. Der Kindergarten empfiehlt eine Sprachheilschule. Ich hingegen halte Tolga nicht nur für blitzgescheit, sondern sogar sprachbegabt. Es handelt sich meiner Meinung nach nicht um eine Sprach-Störung sondern nur um einen sprachlicher Rückstand, in der ihm "noch" unbekannten Sprache seiner Umgebung. Sein Dysgrammatismus rührt her von der diametral anderen Struktur der türkischen Grammatik, die im Gegensatz zur deutschen Grammatik überwiegend mit Suffixen arbeitet. Wie in so vielen Fällen wäre gezielter Deutschunterricht in der Vorschule geeigneter als logopädische Therapie. In diesem Fall haben wir einen türkischen Gymnasiasten als Nachhilfelehrer organisiert, der Tolga zum Einstieg in die normale Schule verhilft.

Fall 2:
Jens dagegen fiel im HSET gar nicht auf. Die Bewertung war vorzüglich, seine Sprache entspricht aktiv und passiv ganz der Norm. Den Test erledigte das Kind mit ängstlicher Gewissenhaftigkeit. Aber ein normales Gespräch war er nicht bereit zu führen. Jede Frage beant-

wortete er nur mit einem Wort, mit ja oder nein, nie mit einem Satz. Unaufgefordert sprach Jens im Kindergarten weder mit den Erzieherinnen noch mit anderen Kindern. Es stellte sich heraus, dass die autistischen Züge des Kindes mit katastrophalen familiären Verhältnissen zusammen hängen. Ziel der logopädischen Therapie war, dem Kind seine Ängste zu nehmen und ihm zu einer normalen Kommunikation zu verhelfen und über das Jugendamt Einfluss auf die Familie zu gewinnen.

Resümee

Um die Entscheidung zu treffen, welche Maßnahme für ein Kind gefragt ist und welches Therapie-Konzept am ehesten greift, ist es notwendig, schon während der logopädischen Ausbildung zu lernen, die Diagnostik durch eine effektive Anamnese zu ergänzen, die stärker als bisher üblich interdisziplinäre Fragestellungen mit einbezieht. Nur so kann man die individuelle Situation des Kindes und die Komponenten erkennen, die seine Entwicklung ungünstig beeinflussen:
Wir dürfen die Störung nicht nur symptomorientiert angehen, sondern systemisches Arbeiten, Elternarbeit, Erziehungsberatung, soziale Unterstützung, psychologisches Einwirken auf das kindliche Verhalten sind unerlässlich. Dass diese Aufgabe der interdisziplinären Zusammenarbeit bedarf, versteht sich von selbst.

Zentrale Sprachstörungen

Wenden wir uns als Drittes den zentralen Sprachstörungen zu, die durch neurologische Erkrankungen, Unfälle oder Schlaganfall ausgelöst werden:

SPRACHE

<table>
<tr><td rowspan="3">Passives Sprach- Verständnis</td><td>Artikulation (Phoneme)</td><td rowspan="3">Aktives Sprach- Vermögen</td></tr>
<tr><td>Grammatik</td></tr>
<tr><td>Wortschatz (Lexikon)</td></tr>
</table>

Wenn das Sprachzentrum durch Unfall oder Krankheit betroffen ist, geht die Fähigkeit, aktiv zu sprechen, oder das Verstehen von Sprache verloren und im schlimmsten Falle beides. Bei Symptomen dieser Art sprechen wir in der Logopädie von Aphasie. Für die Diagnostik verwendet man den AAT, Aachener Aphasie Test, - falls der Patient sich auf den Test einlassen will und kann. Die Abweichungen zum Sprachverhalten eines durchschnittlichen gesunden deutschsprachigen Erwachsenen stellen die Defizite gegenüber der Sprach-Norm.

Setzen wir uns jedoch als Therapeuten das durchaus wünschenswerte Ziel, dem Patienten wieder zu dieser Norm zu verhelfen, also zu der Sprachfähigkeit, die er vor seiner Erkrankung besessen hat, werden wir leider in den meisten Fällen scheitern. Sinnvoller erscheint es mir, eine Verbesserung der durch die Erkrankung eingeschränkten Kommunikationsfähigkeit in den Vordergrund zu stellen. Das bedeutet, neben den Kriterien Sprachverständnis und Sprachvermögen sollten die für die Kommunikation wesentlichen Elemente in die Therapie-Planung mit einbezogen werden:

- Die Anforderungen des Patienten an sich selbst
- Die Relevanz von Sprache für den Patienten vor der Erkrankung
- Seine Umgebung
- Die Partnerbeziehung

Die Zielsetzung gerade bei nicht im eigentlichen Sinne als heilbar, sondern nur als verbesserbar zu bezeichnenden Erkrankungen kann individuell verschieden und mit standardisierten Methoden kaum fassbar sein.

Fallbeispiele: Zentrale Sprachstörungen

Zwei Fälle sollen zeigen, dass die unterschiedliche Relevanz von Sprache für den Patienten sich stärker auf die therapeutische Zielsetzung auswirken muss als der Schweregrad der Symptome.

Fall 1:
Ein achtzigjähriger Patient, ehemaliger Bauer, kam mit einer schweren Aphasie in Begleitung seiner kaum jüngeren Ehefrau. Das norddeutsche Paar strahlte rührende Harmonie aus und lebte offensichtlich in einer zutiefst liebevollen Gemeinschaft. "Och, wissen Sie, das ischa nu mal auch nich so schlimm, dass he nich mehr richtig snacken kann. Wir kennen uns ja nun man schon so lange. Ich weiß doch sowieso, wat he will, nech?", äußerte sich die Ehefrau in breitem Dialekt. Ihr Mann nickte mit zustimmendem Lächeln.

Ich habe den beiden ein paar Übungen erklärt und danach mit bestem Gewissen - ohne Therapie - in eine neue Phase ihres langen gemeinsamen Lebens entlassen, in dem ich nicht gebraucht wurde.

Fall 2:
Ganz anders der von relativ leichten Sprachstörungen betroffene Studienrat, der von seiner maßlos gereizten Frau begleitet wurde, die in aggressivem Ton in Anwesenheit des Patienten über dessen Tollpatschigkeit, seine sprachliche Unfähigkeit und seine permanente schlechte Laune schimpfte. Der Patient weinte tatsächlich zunächst ständig. Schließlich war Sprache sein Leben lang der Schlüssel zu aller Kommunikation gewesen. Die Undeutlichkeit seiner Aussprache, die gelegentlichen Wortfindungsstörungen, lösten tiefe Verzweiflung aus. Er fühlte sich in seiner neuen Situation isoliert und zu jeder Kommunikation unfähig. Von seiner Frau wurde ihm mangelnder Wille zur Besserung unterstellt. "Er kann, wenn er will. Er gibt sich nur keine Mühe!" Es bedurfte nicht vieler Phantasie, um zu begreifen, dass sich hier eine unzufriedene Ehefrau rächte für jahrzehntelange Gängelung ihres Lehrer-Ehegatten, dem sie nun endlich überlegen war und dessen Hilflosigkeit ihr Anlass zu ständiger Kritik gab.

Obwohl die Sprachstörung verglichen mit dem vorigen Patienten harmlos war, tat hier eine intensive Sprachtherapie not, um dem Patienten zu neuen Wegen der Kommunikation zu verhelfen.

Dieses Mal war parallel zu der logopädischen Übungsbehandlung eine Betreuung durch Psychologen sinnvoll, die versuchten, die - unabhängig von der Erkrankung des Mannes - vertrackte Ehesituation auf eine erträgliche Basis zu bringen.

Resümee

Das logopädische Ziel muss sich an der Lebenswirklichkeit der Patienten orientieren. Wie weit braucht der Patient Sprache, um würdevoll zu leben, wie weit bedarf er ihrer, um die Kommunikation in seiner Umgebung zu ermöglichen und vor allem, um sich in seiner ihm eigentümlichen Persönlichkeit weiterhin einbringen und erleben zu können. Die Umgebung, und vor allem der Partner, müssen in die Therapie mit einbezogen sein und das Therapieziel sollte sich stets an den realen, praktischen Bedürfnissen des Patienten orientieren und nicht an linguistisch perfekten Sprachmodellen. Eine adäquate Kommunikation ist das Ziel.

Stottern

Kommen wir noch zu der Gruppe der Stotter-Patienten. Da der Kollege Clausnitzer als langjähriger Therapeut von Stotterern als besonders befugt zu gelten hat, sich zu diesem Thema zu äußern, möchte ich mich an diesem Ort aus Mangel an eigenen neuen Erkenntnissen zurückhalten.

Viele Laien glauben, dass die Hauptaufgabe von Logopäden darin besteht, mit Stotterern zu arbeiten, vielleicht, weil es eine der auffälligsten Sprachstörungen ist. De facto stellen Stotterer in einer durchschnittlichen Landpraxis den geringsten Anteil an Patienten. Die meisten Stotterer leben mit ihrer Störung, entweder, weil sie die Hoffnung aufgegeben haben, dass man therapeutisch etwas dagegen unternehmen kann, oder weil sie keine Therapie wollen. Etliche haben Therapieversuche gemacht, manche haben Besserung erfahren, und zumindest Techniken erlernt, die sie befähigen, seltener und weniger auffällig ins Stottern zu geraten.

Es ist hier nicht möglich, die komplizierten Zusammenhänge des Stotterns zu besprechen, ob es durch eine angeborene Disposition oder durch neurotisierende Belastungen der Umwelt verursacht wird, oder ob stets beide Faktoren eine Rolle spielen - eine Auffassung zu der ich neige. Tatsache ist, dass auch beim Stottern keine verbindliche Norm der Therapie gilt, die Auskunft gibt, ob und welche Therapie angesagt ist.

Es gibt Patienten, deren Störung kaum auffällt, die aber einen großen Leidensdruck haben, und andere, die ohne Hemmungen darauf los reden, obwohl ihr Sprachfluss so stark gestört ist, dass das Zuhören zur Qual wird. Auch hier gilt also, dass in erster Linie der Blick auf das jeweilige Verhalten des Patienten das Therapie-Ziel bestimmt und nicht die Abweichung von der "normalen" Sprache. Als Therapeut muss man sich darüber im Klaren sein, dass Stottern durchaus angenehme Begleiterscheinungen hat. Rücksichtnahme durch andere Menschen begegnet dem Stotterer mehr als manchem normal Sprechenden. Jeder Lehrer, der einmal einen Stotterer geprüft hat, wird diese Erfahrung gemacht haben. Man verhält sich automatisch besonders vorsichtig dem Kandidaten gegenüber, um ihn nicht aufzuregen. Neben den objektivierbaren Zielen, die Atmung, Sprechrhythmus und anderes betreffen, muss die Frage, welche Funktion die Sprachstörung für den Patienten hat - und zwar in Bezug auf sein Leid und auf den Nutzen, den er aus seinem Leiden zieht - mit in den therapeutischen Plan einbezogen oder sogar durch einen Psychologen als Kotherapeuten erarbeitet werden.

Fallbeispiele: Stotter-Patienten

Fall 1
Ein junger sehr extrovertiert wirkender Student besuchte unsere Praxis auf Grund dringenden Anratens seiner Freundin. Sehr bald zeigt sich, dass der junge Mann, wie er sagte auf Grund des Stotterns - nach wie vor bei seiner Mutter zu Hause lebte, in umsorgter, geschützter Atmosphäre. Das Drängen der Freundin auf eine gemeinsame Wohnung belastet ihn mehr als ihn - angeblich - sein massives Stottern je belastet hatte.

Die psychologisch durchsichtige Situation machte eine normale logopädische Therapie sinnlos, da eine Motivation zur Therapie noch gar nicht gegeben war. Der Patient erreichte mit seinem Sprachfehler alles, was er wollte: mütterliche Geborgenheit, Freiheit von Bindung und Verantwortung gegenüber der Freundin, Schonung bei den Professoren an der Universität. Wozu sollte er solche Vorteile opfern? Der Umweg über eine Psychotherapie erwies sich als idealer Einstieg in eine Therapie.

Fall 2
Eine alleinstehende Mutter von drei halberwachsenen Kindern empfand ihr minimales, nur unter Stress-Situationen auftretendes Stottern als bedrückende Einengung in ihren eigentlichen Möglichkeiten und als dramatisches Handicap bei ihrem Wieder-Einstieg in das Berufsleben als Juristin.

Obwohl die Störung quantitativ und qualitativ geringfügig war, lohnte sich eine intensive logopädische Therapie, in der die hoch motivierte Patientin Sprechtechniken erlernte, Übungen zur Entspannung trainierte und sich mit verhaltenstherapeutischen Methoden schulte, um souveräner den sprachlichen Anforderungen ihres Berufes gewachsen zu sein.

Resümee

Nicht der Schweregrad des Stotterns bestimmt Zeitpunkt und Dauer der logopädischen Therapie, sondern viel mehr die subjektive Notwendigkeit. Der Wille zur Veränderung ist die Basis einer Stottertherapie bei einem erwachsenen Patienten. Auf die spezielle Problematik des kindlichen Stotterns möchte ich hier nicht eingehen. Aber auch dort muss neben dem Symptom, das Alter des Kindes, die Situation, in der es lebt, und der vorhandene oder nicht vorhandene Leidensdruck bei der Zielsetzung der Therapie berücksichtigt werden.

Die Norm

Der Sprachtherapeut und der Logopädie müssen trotz aller oben skizzierter Probleme, eine verbindliche Norm zu definieren, eine klare therapeutische Zielsetzung haben, welche die individuellen Bedingungen des Patienten in eine vernünftige Relation zur allgemeinen Sprach-Norm setzt. Betrachten wir dafür daher genauer, was für Bedingungen bedacht werden müssen, wenn wir Sprach- oder auch Stimm-Norm in unseren diagnostischen Verfahren zu Grunde legen.

<u>N O R M</u>

Z E I T
K U L T U R - K R E I S

Philosophischer + Soziologischer + Medizinischer +
Psychologischer + Pädagogischer
Aspekt

M E N S C H E N B I L D

Normen sind abhängig von dem historischen Zeitpunkt, zu dem wir sie betrachten und natürlich von dem Kulturkreis, in dem sie aufgestellt werden. Die jeweils zugrunde liegende Sprache, ihre Struktur, ihre Bedeutung innerhalb der Kommunikation sind schon in verschiedenen europäischen Ländern unterschiedlich, erst recht, wenn wir außereuropäische Kulturen mit berücksichtigen. Wenn wir im Hinblick auf die logopädische Therapie klären wollen, nach welcher Sprach-Norm wir die Defizite unserer Patienten bestimmen, müssen wir zunächst unseren Standpunkt und unsere Wertvorstellungen als Betrachter klären. Dazu gehört, dass wir uns das Menschenbild unserer Zeit und zwar differenziert unter den verschiedenen Aspekten der Nachbarwissenschaften Medizin, Soziologie, Psychologie, Pädagogik und eigentlich auch Philosophie vergegenwärtigen.

Nur so können wir sinnvolle Aussagen darüber gewinnen, welche Relevanz Sprache für die kommunikative Situation unseres jeweiligen Patienten hat. Darüber hinaus ist es in unserer multikulturellen Gesellschaft für Logopäden nicht möglich, sich nur mit der deutschen Sprach-Norm zu befassen. So ist, wie schon erwähnt, zum Beispiel die strukturelle Verschiedenheit der türkischen von der deutschen Grammatik eine Erschwernis für das gleichzeitige Erlernen beider Sprachen.

Das heißt Kenntnisse in zumindest einer Fremdsprache wären dringend erforderlich, um durch ein linguistisch fundiertes Wissen um verschiedene phonetische und grammatische Strukturen die Norm des Deutschen im Vergleich zu anderen Sprachen besser erfassen zu können.

SPRACHNORM

SPRACHE

<table>
<tr><td rowspan="3">Passives Sprach-Verständnis</td><td>Artikulation</td><td rowspan="3">Aktives Sprach-Vermögen</td></tr>
<tr><td>Grammatik</td></tr>
<tr><td>Wortschatz</td></tr>
</table>

ALTER DES PATIENTEN

Die Sprach-Norm, die als Arbeitshypothese unerlässlich ist, legt der Mediziner im Allgemeinen seinen logopädischen Überweisungen zu Grunde. Quantitative und qualitative Abweichungen bestimmen seine Diagnose. Wir verstehen darunter das allgemeine Sprachverhalten eines Menschen innerhalb derselben Kultur in derselben Sprache. Dabei wird das aktive Sprachvermögen und das passive Sprachverständnis auf den drei Ebenen Artikulation, Grammatik und Wortschatz untersucht. Altersbedingte Abweichungen werden in dieser Norm-Vorstellung statistisch ausgewertet und geben dem Arzt Anlass, von einem Defizit zu sprechen. Die Therapieplanung muss der Therapeut leisten. Dafür bedarf es der Fähigkeit, die Relevanz von Sprache innerhalb der Kommunikation für den jeweiligen Patienten zu erfassen.

Betrachten wir deshalb abschließend den Patienten unter dem Aspekt der logopädischen Therapie-Planung. Die innere Kreis umfasst den Menschen als biologisches Wesen mit dem Kern seiner physischen und psychischen Gegebenheiten. Sein Geschlecht, sein Alter, seine organischen Bedingungen, sein Erbgut, seine Begabungen, all seine

DER PATIENT

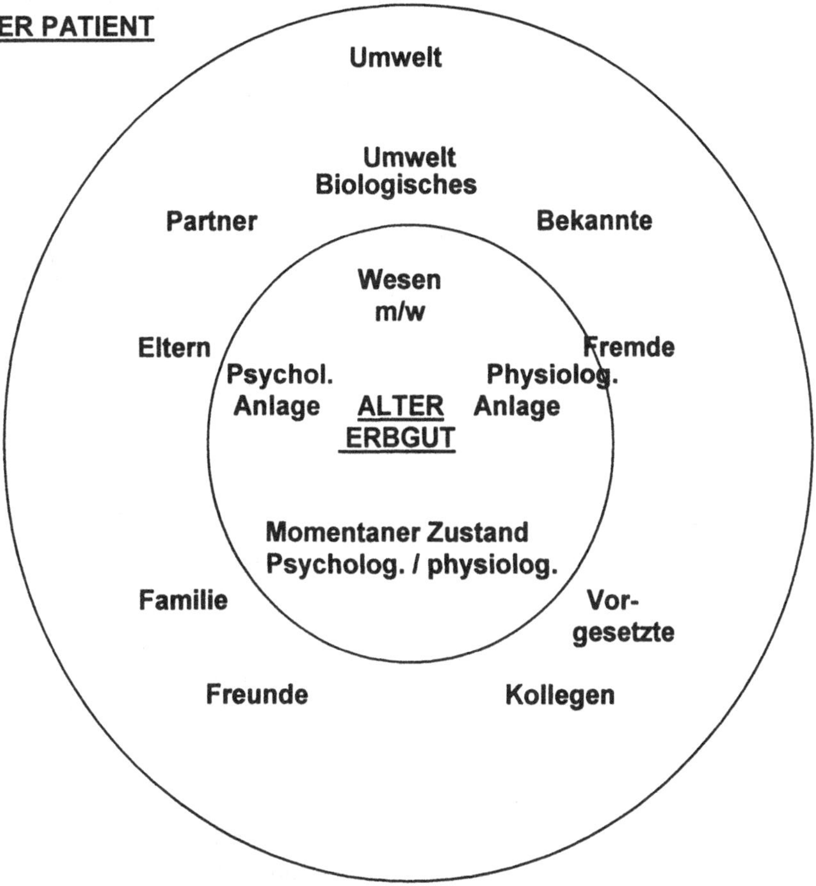

physischen und psychischen Werte. Abgesehen von dem, was wir als manifest gegeben betrachten müssen, ist die momentane gesundheitliche, also physische und psychische Verfassung wichtig.

Der äußere Kreis beschreibt seine kommunikativen Gegebenheiten. Die Gruppe der Menschen, mit denen er umgehen möchte, aber auch die Umwelt allgemein, die Menschen, denen er sich notwendigerweise im Alltag stellen muss. Zu unterscheiden ist der Umgang mit Fremden von dem mit Freunden und Familie, und in den meisten Fällen auch der berufliche Umgang, worunter im Kindesalter durchaus Schule und Kindergarten subsumiert werden können.

Mit unseren Norm-Vorstellungen erarbeiten wir uns zunächst durch den Arzt unterstützt eine Diagnostik, die - im Wesentlichen unabhängig von den hier im Kreis genannten Faktoren - eine Aussage macht über die Defizite unseres Patienten gegenüber der allgemeinen Sprach-Norm. Den Faktoren, die im äußeren Kreis genannt werden, widmet sich der Therapeut zumeist in der Anamnese, dem Gespräch über die Vorgeschichte der Sprach- oder Stimmstörung.

DIAGNOSTIK

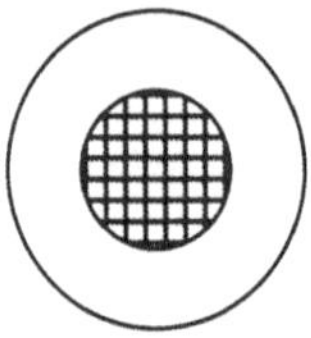

Innerer Kreis:
Reale Möglichkeit der Heilung

ANAMNESE

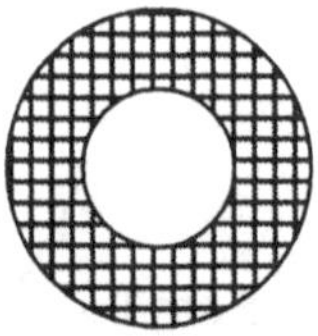

Äußerer Kreis:
Kommunikative Relevanz der Sprache

Die möglichst genaue Kenntnis der Faktoren des inneren Kreises sind erforderlich, um die realistischen Möglichkeiten dieses besonderen Patienten im Hinblick auf eine Verbesserung seiner Sprach- oder Stimmstörung einzuschätzen und relativieren zu können. Aus diesem diagnostischen Teil sollte sich ein an der Norm orientiertes Übungsprogramm rekrutieren, welches sich mit den Symptomen auseinandersetzt.

Die Kenntnis und richtige Beurteilung der kommunikativen Faktoren, die im äußeren Kreis skizziert werden, ist nötig, um die Relevanz von Sprache für den jeweiligen Patienten zu bewerten. Sie zu erkennen bedarf es zahlreicher interdisziplinärer Schlüsselkompetenzen, auf Grund derer dann notwendige psychologische, rhetorische, pädagogische und kommunikative Elemente in die Übungstherapie mit eingebaut werden müssten.

Erst das Zusammenwirken aller drei Faktoren:

- **Test-Untersuchung zur Abweichung von der Sprach-Norm,**
- **Kenntnis der individuellen physischen und psychischen Bedingungen des Patienten**
- **und die richtige Beurteilung seiner kommunikativen Situation**

ermöglichen eine Therapie-Planung, deren Zielsetzung dem Patienten adäquat ist.

Der Therapeut

Für den Therapeuten bedeuten standardisierte Verfahren, die ihn mit einer objektiv aus statistischen Untersuchungen erstellten Norm konfrontieren, eine verführerische Hilfestellung. Sie entbinden ihn scheinbar seiner subjektiven Beurteilung und entlasten ihn zunächst im Hinblick auf seine Entscheidungen. Beziehen wir aber den Patienten mit seinen individuellen Möglichkeiten stärker mit ein, bedarf es nicht allein der Kenntnis von dem, was "normal" ist, sondern einer persönlichen Beurteilung durch den Therapeuten, um eine effektive und sinnvolle Therapie zu planen.

Diese Beurteilung fällt der Therapeut auf Grund seiner eigenen physiologisch und psychologisch bedingten Persönlichkeit, beeinflusst durch Lebenserfahrungen positiver und negativer Art. Das Bild, das er von sich selbst hat, wirkt ebenso auf seine Bewertungen wie das Menschenbild, das er generell hat und auch gewonnen haben sollte. Daraus resultieren Meinungen zum Sinn des Lebens, Ideale, Norm- und Glücksvorstellungen. Die Klärung des eigenen therapeutischen Standpunktes sollte während des Studiums erarbeitet werden. Dazu gehört die Reflexion des eigenen Verhaltens in kommunikativen Prozessen und eine Entscheidung darüber, welche Relevanz Kommunikation innerhalb der logopädischen Therapie haben sollte.

THERAPEUT

Physiologisch und psychologisch bedingte Persönlichkeit

Lebenserfahrung: positiv und negativ verarbeitet und unverarbeitet

↓

Selbstbewusstsein

↓

Sinn des Lebens, Ideale, Normen

↓

M e n s c h e n b i l d

↓

I N T E R P R E T A T I O N des P A T I E N T E N

Schluss

Der Mensch als Gesamtpersönlichkeit entscheidet über Therapie-Ziel und Therapie-Methoden. Statt eines defizitären Denkens müssen wir versuchen, dem Patienten zu seiner ihm optimal möglichen kommunikativen Leistung zu verhelfen.

Wie gezeigt wurde, machen die vielfältigen Zusammenhänge, die im Bereich von Stimme und Sprache in einer multikulturellen Gesellschaft wirken, es schwer, eine sinnvolle Norm-Vorstellung zu entwickeln, die zielsetzend auf die Therapie wirken kann. Der Konflikt zwischen allgemeiner, oder kritischer formuliert "verallgemeinernder" Norm und individueller Bedingung des Patienten, könnte durch folgende therapeutische Methodik gelöst werden:

THERAPIE-PLAN

Berufliche Bedingungen **Rhetorische Fähigkeiten** **Familiäre Situation**	**An der Norm orientierte Behandlung der Symptome**	**Soziale Bedingungen** **Kommunikative Bedürfnisse** **Psychologische Verfassung**

Auf der Basis der Norm sollten für die jeweiligen logopädischen Störungsbilder Basiskataloge mit Grundübungen erarbeitet werden, die den Kern der Störung zu behandeln erlauben. Dabei ist wesentlich, dass diese Übungskataloge tatsächlich so knapp gefasst auf die wesentlichsten Symptome bezogen sind, dass ein möglichst großer Patientenkreis, mit durchaus unterschiedlichen Ursachen profitiert. Ein solcher "symptomorientierter Übungskern" ermöglicht eine klare Qualitätskontrolle. Ergänzend aber müssen die individuellen Bedingungen des Patienten stets integrativ in die Therapie eingearbeitet werden.

Für die Ausbildung zum Logopäden bedeutet das eine Vertiefung der Schlüsselkompetenzen im Hinblick auf die Erfassung von kommunikativen, psychologischen, soziologischen Zusammenhängen und das Reflektieren von philosophischen Grundgedanken.

Dafür müssen in interdisziplinärer Zusammenarbeit standardisierbare Methoden der Anamnese entwickelt werden, die den Logopäden befähigen, gezielt die speziellen kommunikativen Möglichkeiten und Notwendigkeiten des Patienten mit einem symptomorientierten therapeutischen Übungskern zu verbinden.

Denn die Zufriedenheit des Patienten steht an oberster Stelle und wird am ehesten erreicht, wenn der Logopäde sich jedes Mal neu die Frage stellt:

Wer wird wann wo weshalb wie therapiert?

Syndromklassifikation der Dysarthrophonie

Waldemar Lehmann, Potsdam

1 Zum Begriff „Dysarthrophonie"

Dysarthrien bzw. Dysarthrophonien sind nach v. Cramon et al. Störungen der Motorik eines oder mehrerer der am Sprechen beteiligten Funktionssysteme

- Respiration (Atmung)
- Phonation (Stimmgebung)
- Artikulation (Lautbildung),

die auf eine Schädigung des zentralen oder peripheren Nervensystems zurückzuführen sind.

Der Sprechbewegungsablauf ist dabei durch Veränderungen von Kraft und Spannung, durch Koordinationsfehler oder durch pathologische Spontanbewegungen beeinträchtigt (v. Cramon et al. 1988).

2 Dysarthrophonie (Dysarthrie) als Bewegungsstörung

Dysarthrophonien (Dysarthrien) sind die häufigsten neurologisch bedingten Kommunikationsstörungen, die auf einer Beeinträchtigung der Steuerung und Ausführung von Sprechbewegungen beruhen (Ziegler et al. 1998).

Wenn in den folgenden Ausführungen die noch sehr häufig gebrauchte, aber beim genauen Hinsehen doch ungenaue Bezeichnung "Dysarthrie" weiter verwendet wird, so ist das nur eine Angleichung an die in der Praxis verwendete Begriffsterminologie und soll den wirklich umfassenden Begriff

"Dysarthrophonie" keinesfalls schmälern.
Kinder, die z. B. im Rahmen einer prä- oder perinatal erworbenen Zerebralparese oder einer anderen neurologischen Erkrankung des Kindesalters sprechmotorische Störungen zeigen, sind dysarthrisch. Dabei spielt der Zeitpunkt des Erwerbs der Hirnschädigung keine Rolle. Dysarthrische Störungen sind das Resultat einer Schädigung von neuronalen Strukturen, die an der Steuerung von Bewegungen der Atmungsmuskulatur, der velopharyngealen Muskulatur, des Kehlkopfes, der Kiefermuskulatur, der Zunge und der Lippen beteiligt sind. Alle dysarthrischen Syndrome sind ab einem bestimmten Schweregrad durch undeutliches, schwer verständliches Sprechen gekennzeichnet.

Zum heutigen Zeitpunkt weiß man, dass normales Sprechen nicht einfach mit Artikulation gleichzusetzen ist, sondern dass es sich dabei um eine hochentwickelte Koordinationsleistung der für die Artikulation benötigten Muskulatur mit der Lunge (Respiration), des Kehlkopfes (Phonation) und anderer Funktionen (Prosodie - Melodie der Sprache) handelt. Die Dysarthrien äußern sich durch undeutliche und verwaschene Artikulation bis hin zu dyslalischen Fehlern, Veränderungen der Stimmqualität und der musischen Elemente des Sprechens (Lautstärke, Sprechmelodie, Sprechtempo), Störungen des Rhythmus und der Dynamik sowie Beeinträchtigungen der Sprechatmung. Intakt sind allerdings Wortwahl, Satzbau, Leseverständnis und Schreibverständnis.

Wegen ihrer Komplexität sollten Dysarthrien von einem Spezialistenteam (Neurologe, Phoniater/HNO-Arzt, Sprachheilpädagoge/Klinischer Sprechwissenschaftler/Logopäde u.a.) untersucht, diagnostiziert und behandelt werden.

2.1 Funktionskomponenten der Sprechmotorik

Die Sprechmotorik wird über folgende Funktionssysteme realisiert (Ziegler et al. 1998):

- labio-mandibuläres (zum Unterkiefer gehörendes) Funktionssystem (periorale Muskulatur und Kiefermuskulatur),
- linguo-mandibuläres Funktionssystem (Muskeln der Vorder- und Hinterzunge, Kiefermuskulatur),

- velopharyngeales Funktionssystem (Muskulatur des weichen Gaumens und des Rachens),
- laryngeales Funktionssystem (Kehlkopfmuskulatur) und
- respiratorisches Funktionssystem (Zwerchfell und Interkostalmuskulatur).

Die Funktionssysteme sind je nach Hirnschädigung unterschiedlich betroffen. Zwischen ihnen gibt es zahlreiche Abhängigkeiten, die beim Therapieansatz berücksichtigt werden müssen. Eine Schlüsselstellung nehmen dabei die Sprechatmung und die Gaumensegelfunktion ein, denn sie beeinflussen stark die Stimmbildung und die Artikulation. Weiterhin wichtig sind eine enge Interaktion von Zungen- und Lippenbewegungen mit den Unterkieferbewegungen.

2.2 Ursachen der Dysarthrie

Ursache (Ätiologie) einer Dysarthrie ist eine Schädigung des zentralen oder peripheren Nervensystems. Von Bedeutung ist dabei die Grunderkrankung, die diese Schädigung auslöst.

Nachfolgend sollen die häufigsten neurologischen Erkrankungen, die eine Sprechstörung nach sich ziehen können, dargestellt werden.

2.2.1 Schädel - Hirn - Trauma (SHT)

Ein SHT ist in jedem Lebensalter möglich. Die Symptomatik zeigt eine akute Auslösung mit einer nachfolgenden Remission (Rückgang der Krankheitserscheinungen) und eine anschließende chronische Phase. Beeinträchtigungen des Verstehens und der Produktion von Texten, Probleme der Interaktion mit Gespächspartnern, Stimm-, Artikulations- und Sprechatmungsstörungen, traumatischer Mutismus, Ataxie und Stottern sind denkbar. Als neurologische und neuropsychologische Störungen zeigen sich allgemein-motorische Störungen, Störungen der Aufmerksamkeit, des Gedächtnisses und des Lernens, Planungs- und Problemlösestörungen, Beeinträchtigungen der visuellen oder auditiven Wahrnehmung und psycho-affektive Störungen.

2.2.2 Zerebrovaskuläre Erkrankungen (Apoplex)

Vor allem im Erwachsenenalter aber auch im Kindesalter ist ein Apoplex (Schlaganfall) möglich. Die Symptomatik richtet sich nach der Stadieneinteilung und zeigt bei TIA (transitorisch ischämische Attacken) und PRIND (prolongiertes ischämisches neurologisches Defizit) eine Spontanremission, während der Apoplex mit einem akuten Beginn und nachfolgender längeren Remission und einer langen anschließenden chronischen Phase gekennzeichnet ist. Nach W. Ziegler zeigen etwa 4% der Apoplex-Patienten im überwiegend Erwachsenenalter eine spastische Dysarthrie. Diese sowie auch eine kindliche ataktische Dysarthrie kann mit der Broca-Aphasie gekoppelt sein. Als neurologische und neuropsychologische Störungen sind häufig pathologisches Lachen oder Weinen und manchmal auch ein kompletter Mutismus zu verzeichnen. Die unwillkürliche Beweglichkeit der am Sprechen beteiligten Muskulatur bleibt aber erhalten, so dass der betroffene Patient oder das betroffene Kind z.B. noch seine Emotionen ausdrücken kann.

2.2.3 Degenerative Stamm(Basal)ganglienerkrankungen

Dazu zählen hauptsächlich Morbus Parkinson und Chorea Huntington (Veitstanz). Die Symptomatik zeigt einen progredienten (fortschreitenden) Verlauf.

Morbus Parkinson
Die Erkrankung beginnt etwa ab dem 50. Lebensjahr und ist durch einen Dopaminmangel bedingt. Das sprechmotorische System zeigt außer einer Dysarthrie auch eine Dysphagie (Schluckstörung), sowie in manchen Fällen auch einen Stimmtremor und Stottern. Als neurologische und neuropsychologische Störungen sind vordergründig motorische Symptome, z.B. Akinese, Rigidität und Tremor sowie im fortgeschrittenen Stadium eine gebeugte Haltung, ein kleinschrittiger Gang, starre Mimik (Hypomimie), Mikrographie, häufig zögernde Bewegungsinitiierung und verlangsamte Bewegungen und ein Ruhetremor der Hand zu erkennen. Weiterhin fallen kognitive Einschränkungen auf.

Chorea Huntington
Durch Chorea Huntington (auch Veitstanz genannt) kommt es zu abrupten Veränderungen der Tonhöhe und der Stimmqualität, plötzlichen Stimmabbrüchen, intermittierenden Störungen der Artikulation und zu Redeflussunterbrechungen. Im Spätstadium kann ein kompletter Mutismus auftreten. Die vererbte Erkrankung beginnt meist im Erwachsenenalter. Sie äußert sich durch einen fortschreitenden dementiellen Prozess, Persönlichkeitsänderungen, emotionale Labilität und choreatische Bewegungsstörungen mit unwillkürlich einschießenden Bewegungen von Rumpf, Gliedmaßen und der Gesichtsmuskulatur.

2.2.4 Degenerative Kleinhirnerkrankungen (zerebelläre Ataxien)

Dazu zählen hauptsächlich zerebelläre Ataxien und die Friedreich`sche Ataxie. Die Symptomatik zeigt einen progredienten Verlauf.

Zerebelläre Ataxien
Die vererbten Erkrankungen beginnen im mittleren Erwachsenenalter und weisen überwiegend die Symptome der ataktischen Dysarthrie auf.

Friedreich`sche Ataxie
Sie kann auf der einen Seite flukturierende Merkmale der Stimmfunktion und skandierendes Sprechen und auf der anderen Seite eine monotone Sprechweise und Hypernasalität aufweisen. Die vererbte Erkrankung setzt mit ataktischen Bewegungsstörungen *vor* dem 25. Lebensjahr ein. Der weitere Erkrankungsverlauf führt zur Rollstuhlabhängigkeit. Innerhalb der ersten fünf Erkrankungsjahre beginnt die Dysarthrie.

2.2.5 Entzündliche Erkrankungen

Dazu zählt hauptsächlich die Multiple Sklerose (MS). Die Dysarthrie drückt sich in einem skandierenden Sprechen aus. Bei vorrangiger Ataxie stehen Probleme der Tonhöhen- und Lautstärkekontrolle, eine rauhe Stimme, Artikulationsunschärfe und eine Störung der Koordination der Atmung und bei vorrangiger Hirnstammbeteiligung Hypernasalität im Vordergrund. Mit fortschreitender Verschlechterung tritt eine Verlangsamung des Sprechens auf. Die Symptomatik weist eine schubweise Verschlechterung mit intermittierenden Remissionsphasen auf. Der Beginn der Erkrankung liegt im dritten oder vierten Lebensjahrzehnt. Frauen sind etwa doppelt so häufig wie Männer betroffen. Eine entzündlich bedingte Zerstörung der Markscheiden und eine damit verbundene Minderung der Nervenleitfähigkeit im zentralen Nervensystem (ZNS) wird als Ursache vermutet.

2.2.6 Erkrankungen des motorischen Neurons (Hirnstamm)

Dazu kann die Amyotrophe Lateralsklerose (ALS) gezählt werden, die das *zentrale* (Tonuserhöhung, gesteigerte Reflexaktivität) und *periphere* (Muskelschwäche, Atrophie, Faszikulationen [unwillkürliche Entladungen einer motorischen Einheit]) *Motoneuron* betrifft. Die Dysarthrie liegt in einer Mischform von spastischer und schlaffer Dysarthrie vor und ist noch mit einer Dysphagie gekoppelt. Mit fortschreitender Verschlechterung ist ein Mutismus festzustellen. Die Symptomatik weist einen progredienten Verlauf aus. Der Beginn der Erkrankung liegt etwa nach dem 40. Lebensjahr.

3 Syndromklassifikation/Syndromkennzeichnung

Die Dysarthrien sollen syndromspezifisch dargestellt werden, wobei die Syndrome natürlich ganz selten in Reinform auftreten (Abb. 1).

3.1 Spastische (zentrale, suprabulbäre [Pseudobulbärparalyse], extrapyramidale) Dysarthrie

Zur Diagnose

Geschädigt ist das obere (zentrale) Motoneuron (Nervenzelle) im motorischen Kortex. Diese Schädigungen führen zu spastischen Paresen. Dabei sind Störungen in kortikalen und/oder subkortikalen Hirnabschnitten zu verzeichnen, die in Form von Dyskinesen auftreten (Zusatzbewegungen mit einem „Zuviel" an Bewegungen, die beim betroffenen Kind den Anschein eines Geistigbehinderten hervorrufen). Die Störungen betreffen die Planung und Ausführung von Bewegungskoordination und Treffsicher-

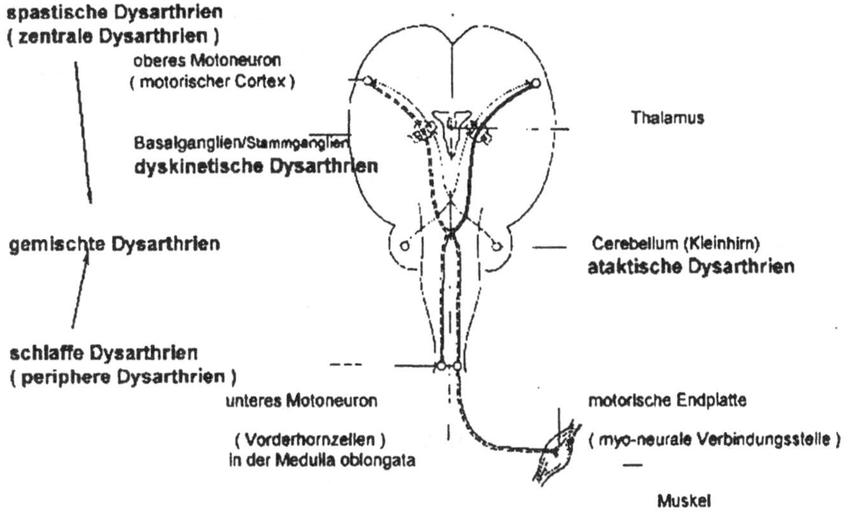

Abb. 1. Bilaterale Innervierung der Muskeln (modif. nach F. Schalch 1994)

heit. Dabei sind die Willkürbewegungen betroffen. Ursachen können sein Tumore, Blutungen, Ischämien (nicht selten in Verbindung mit einer Aphasie [meist Broca-Aphasie]), Infektionskrankheiten, Traumen, toxische Prozesse, entzündliche Prozesse, Abbauprozesse oder angeborene zerebrale Bewegungsstörungen. Vertreter einer spastischen Dysarthrie ist die Suprabulbärparalyse (auch Pseudobulbärparalyse genannt). Als Auswirkung ist eine erhöhte Spannung in den Muskeln zu verzeichnen (Tonuserhöhung). Unterschiedliche Muskelgruppen sind dabei nicht in gleichem Ausmaß betroffen. Es herrscht ein funktionelles Überwiegen einer bestimmten Muskelgruppe vor, das eine Bewegungseinschränkung nach sich zieht. Bei den nicht betroffenen Muskelgruppen kommt es zu einer funktionellen Verminderung der Kraft und einer Einbuße der feinmotorischen Fertigkeiten. Dieser Prozess zieht ganzkörperliche Auswirkungen nach sich. Durch einen erhöhten Tonus der Kieferöffnungsmuskeln und/oder einer spastischen Retraktion (Schrumpfung) der perioralen Muskulatur kann ein gestörter Mundschluss mit Salivation (Speichelfluss) vorliegen (Ziegler et al. 1998). Für den Klinischen Sprechwissenschaftler, Sprachheilpädagogen oder Logopäden sind u.a. besonders die Auswirkungen auf die Artikulationsorgane wichtig. Allgemein ist die willkürliche

Beweglichkeit der einzelnen Organe eingeschränkt oder aufgehoben. Eine Tonussteigerung lässt sich aus den sichtbaren Kontraktionen (Zusammenziehen eines Muskels) erschließen, z. B. eine zigarrenförmige Zunge, und/oder verkürzte und verdickte Stimmbänder sowie eines weiten Abstandes des Gaumensegels von der Rachenhinterwand. Die reflektorischen Funktionen Schlucken, Husten und Würgen sind erhalten. Die Ursache der oft auftretenden Hypernasalität liegt in der Spastizität der Gaumenbogenmuskeln und der Schwäche des M. levator veli palatini der Pharynxmuskulatur. Bei der Phonation ist oft keinerlei willkürliche Anhebung des Gaumensegels zu beobachten, nur beim Lachen oder Weinen und beim Auftreten des Würgreflexes, der sich aber kaum auslösen lässt (Ziegler et al. 1998). Spezielle Symptome sind eine Bewegungsarmut der mimischen Muskulatur, eingeschränkte Bewegungen von Lippen, Zunge und Kiefer, Kau- und Schluckstörungen, Hypersalivation (Speichelfluss) und pathologisches Lachen oder Weinen.

Zum Sprechen

Allgemein sind alle zur Sprechausführung erforderlichen Voraussetzungen gestört. Komplex gestört sind die Respiration, die Phonation und die Artikulation. Eine geschwächte Atemmuskulatur zieht Atemnot beim Sprechen, häufiges hörbares Einatmen, kurze Ausatmungspausen, eine verkürzte Tonhaltedauer und einen eingeschränkten Lautstärkeumfang nach sich. Infolge der Spastizität der Stimmlippen ist eine heisere, rauhe, gepresste, brüchige und/oder abgehackte Stimme die Folge. Das drückt sich aus in Stimmabbrüchen, Tonhöhensprüngen, einem reduzierten Tonhöhenumfang und Diplophonie. Die Sprechstimmlage ist verändert, d.h. erhöht und die Lautstärke reduziert. Eine schlechte Atemkontrolle führt prosodisch zu einer monotonen Melodieführung und auch der temporale Akzent in der Prosodie ist gestört. Bedingt durch die Gaumensegelheberschwäche ist die Resonanz hypernasal. Die Vorstellung des Sprechens ist vorhanden, der Wille ist da, z.B. „Mama" zu sagen, die Lippen zu gebrauchen, zu atmen, aber den Artikulationsorganen ist es nicht mehr möglich, einen entsprechenden Laut innerhalb einer entsprechenden Zeit zu erreichen, so dass die neuen Impulse für den folgenden Laut die noch mit der Ausführung des ersten Lautes beschäftigten Muskeln stören (z.B. Lenisierung von Plosiven). Durch diesen gestörten Prozess (verlangsamte Diadochokinese) ist eine Reduktion der Artikulationsschärfe, der Sprechgeschwindigkeit und ein Verlust feinmotorischer

Fertigkeiten zu verzeichnen. Es tritt eine Dehnung von Lauten und Lautübergängen als Folge der verlangsamten Artikulationsbewegungen auf und dadurch verlangsamt sich das Sprechen. Bei den betroffenen Kindern kann eine erniedrigte Silbenrate in einem bestimmten Zeitraum bei Silbenwiederholungen, eine Zurückverlagerung der Artikulationsbasis und eine monotone Intonation festgestellt werden. Allerdings können orale Bewegungen ohne gleichzeitiges Sprechen besser ausgeführt werden. Oft sind Schluckstörungen bzw. Schwierigkeiten mit der Salivation mit der spastischen Dysarthrie gekoppelt. Die Oberlippe ist überwiegend spastisch gelähmt (kann wenig bewegt werden) und zeigt nur ganz schwache Reaktionen. Ein leichtes Zucken stellt die Ansätze einer geplanten Bewegung dar. Die Aktion wird ausgelöst. Durch die spastischen Verspannungen sind Handlungsübergänge nicht möglich. Es kommt zur Blockade. Durch das Hochziehen der Oberlippe ist außerdem der Mundschluss beeinträchtigt. Die Zunge kann nicht nach oben gerichtet und nicht bewusst seitlich bewegt werden. Beides ist nur im Ansatz möglich. Ebenfalls kann sie nicht nach unten rausgestreckt werden und häufig ist die Tendenz zur Rückverlagerung zu beobachten. Im Kieferbereich sind verlangsamte Kaubewegungen festzustellen. Der Mund ist überwiegend geöffnet, beim Schlucken fehlt der Mundschluss und durch die Salivation kann die Gefahr einer Entzündung entstehen. Beim Gaumensegel ist eine funktionelle Velumheberschwäche zu verzeichnen. Sie ist das konstanteste und differentialdiagnostisch sicherste Symptom der Pseudobulbärparalyse. Das Gaumensegel ist verkrampft (in Dauerkontraktion). Die Folge sind negative Auswirkungen auf den Stimmklang. Das dadurch bedingte Näseln muss aber nicht bei jedem Patienten/Kind auftreten. Die Kieferbewegungen selbst sind durch diese Faktoren eingeschränkt. Der Redefluss ist stark verlangsamt, durch mühevolles Sprechen gekennzeichnet (kurze Einheit - Pause - kurze Einheit) und der Zusammenhang des Gesprochenen wird dadurch schlecht erfassbar. Die Intelligenz ist (außer z.B. bei Lernbehinderten oder Geistigbehinderten) nicht beeinträchtigt.

Zusammenfassend sollen die auditiven Merkmale der spastischen Dysarthrie noch einmal dargestellt werden (modifiziert nach Ziegler et al. 1998):

Sprechatmung	verkürzte Exspiration
Stimme	gepresste, rauhe und teilweise behauchte Stimmqualität

	erhöhte Sprechstimmlage
	Stimmabbrüche
	reduzierte Lautstärke und reduzierter Tonhöhenumfang
	Hypernasalität
Artikulation	reduzierte Artikulationsschärfe und Akzentuierung
	rückverlagerte Artikulationsbasis
	unscharfe Konsonanten und veränderte Vokale
Prosodie	verlangsamtes Sprechen
	monotone Intonation
	vermehrte Sprechpausen
	kurze Phrasen

3.2 Schlaffe (periphere, bulbäre, hypotone) Dysarthrie

Zur Diagnose

Geschädigt ist das untere (periphere) Motoneuron in der Medulla oblongata (verlängertes Rückenmark). Diese Schädigungen führen zu schlaffen Paresen. Zum Versorgungsbereich gehören die Hirnnervenkerne im Hirnstamm, die von ihnen ausgehenden peripheren Nerven und der neuromuskuläre Übergang. Die Funktionsbeeinträchtigungen sind oft einseitig, da die Hirnnervenkerne nur die ipsilaterale (auf die gleiche Seite bezogene) Muskulatur versorgen. Da die peripheren Hirnnerven und der neuromuskuläre Übergang sehr oft isoliert betroffen sind, ist häufig auch nur ein Funktionskreis betroffen. So ist z.B. bei einer Schädigung des N. hypoglossus zwar die Zungenbewegung reduziert, Atmung, Phonation und Prosodie können aber ungestört sein. Bilaterale diffuse Schädigungen zeigen auch das Bild einer Bulbärparalyse mit reduziertem emotionalen Gesichtausdruck, herabhängendem Unterkiefer, unvollständigem Mundschluss mit oder ohne Salivation, fehlender Zungenbeweglichkeit und schlaffem Gaumensegel. Letzteres ist erkennbar am Flattern im Ausatmungsluftstrom. Da die willkürliche und die reflektorische Beweglichkeit beeinträchtigt sind, treten häufig Schluckstörungen auf (Ziegler et al. 1998).

Ursachen können sein Poliomyelitis, Folgen von degenerativen, vaskulären oder biochemischen Veränderungen und können, bezogen auf ihre Ausdehnung, auf den ganzen oder nur auf einen Teil des Sprechapparates

(Respiration, Phonation und Artikulation) behindernd wirken. Durch Amyotrophe Lateralsklerose (ALS) und Polyneuropathien kann ein überwiegendes Vollbild der schlaffen Dysarthrie aufgezeigt werden. Die individuellen Ausführungsbewegungen sind eingeschränkt. Durch den schlaffen Muskeltonus können die Sprechwerkzeuge nicht richtig in Aktion gesetzt, d.h. nicht richtig gesteuert werden. Dadurch ist auch jegliche unwillkürliche oder reflektorische Muskelaktivität abgeschwächt oder unterbrochen. Das drückt sich in einer Minderung der Kraft und einem Erschlaffen der betroffenen Muskulatur (Hypotonie) aus. Das Ausmaß der Lähmung hängt vom Anteil der geschädigten Nervenfasern ab. Bei kompletter Durchtrennung eines peripheren Nervs (z.B. durch Trauma) folgt eine vollständige Lähmung des versorgten Muskels.

Zum Sprechen

Durch eine verminderte Impulsaktivität und einen verminderten Tonus sind isolierte Störungen der Artikulation, Stimme und Atmung möglich. Im Bereich der Artikulation sind z.B. bei einer Schädigung des N. hypoglossus verlangsamte, wenig differenzierte Zungenbewegungen mit verringerter Bewegungsamplitude zu beobachten. Trigeminusläsionen äußern sich in einer Kieferheberschwäche mit verlangsamter Artikulation und unvollständigem Mundschluss. Es kann ein offenes Näseln (Hypernasalität), bedingt durch eine Gaumensegellähmung, als Ergebnis einer Dysfunktion der palatopharyngealen Muskeln, resultierend aus einer Schädigung des N. vagus, auftreten. Durch die verwaschene, kraftlose Artikulation wird die Bildung der Zungen- und Lippenlaute erschwert. Die Zunge verlagert sich, die Aussprache wird kloßig und die Akzentsetzung ist verzerrt, eingeschränkt und monoton. Bei längerem Sprechen ist eine zunehmende Ermüdung zu verzeichnen, die sich in einer Bradylalie oder einer Bradyarthrie äußert. Die Artikulationsbasis verlagert sich nach vorn und eine reduzierte Artikulationsschärfe ist zu erkennen. Im Bereich der Phonation kann es z.B. durch eine einseitige Läsion des N. recurrens zu einer Beeinträchtigung der Adduktionsfähigkeit (Zusammenziehungsfähigkeit) der Stimmlippen kommen. Eine Reduktion der Sprechlautstärke mit einer behauchten und rauhen Stimme ist die Folge. Die Stimme klingt dominant heiser und eine Reduktion der Stimmleistung (leise, ermüdbar) bis hin zur Aphonie zeichnet sich ab. Weitere Merkmale sind eingeschränkter Tonhöhenumfang, verlangsamtes Sprechen, erniedrigte Stimmlage und Anwendung vermehrter Sprechpausen. Im Bereich der Atmung wechseln sich kurze Ausatmungsphasen mit häufigem Einatmen ab. Die Tonhaltedauer ist verkürzt und der Lautstärkeumfang eingeschränkt. Allgemein ist eine Verstärkung aller Symptome unter Belastung zu verzeichnen, die mit einer erhöhten Ermüdbarkeit einhergeht. Beim Essen und Trinken gibt es nur wenig eingeschränkte Funktionen im velopharyngealen Bereich.

Zusammenfassend sollen die auditiven Merkmale der schlaffen Dysarthrie noch einmal dargestellt werden (modifiziert nach Ziegler et al. 1998):

Sprechatmung	verkürzte Exspiration
Stimme	behauchte und rauhe Stimmqualität
	erniedrigte Stimmlage
	reduzierter Tonhöhenumfang; reduzierte Lautstärke
	Hypernasalität
Artikulation	reduzierte Artikulationsschärfe
	vorverlagerte Artikulationsbasis
Prosodie	verlangsamtes Sprechen
	monotone Intonation; vermehrte Sprechpausen

3.3 Dyskinetische (rigid-hypokinetische und hyperkinetische) Dysarthrie

Unter den dyskinetischen Dysarthrien sind die rigid-hypokinetische und die hyperkinetische Dysarthrie zu verstehen. Geschädigt ist der Bereich der Stammganglien/Basalganglien, der an der Steuerung aller Bewegungen, speziell der unwillkürlichen Bewegungen, beteiligt ist. Dabei sind die extrapyramidalen Störungen einbezogen.

3.3.1 Rigid-hypokinetische Dysarthrie

Zur Diagnose

Die rigid-hypokinetische Dysarthrie tritt überwiegend bei M. Parkinson und SHT (Schädel-Hirn-Trauma) auf. Die Spannung der Muskulatur (Hypertonus/Hypertonie) ist übermäßig stark ausgeprägt. Gleichzeitig ist die Bewegung der Ausführung eingeschränkt (Hypokinese), die mit einer Minderung der Muskelkraft, der Koordination und der Feinmotorik einhergeht. Das äußert sich durch einen gewissen Zustand der Starrheit. Außerdem ist eine Abnahme der Bewegungsamplitude bei sich wiederholenden Bewegungen zu beobachten. Mimik und Gestik des Betroffenen sind ausdrucksarm. Beim Morbus Parkinson wird von der Annahme ausgegangen, dass ein Defizit der Neurotransmittersubstanz *Dopamin* besteht. Die Auswirkungen für die Betroffenen sind vor allem Rigidität und Akinese. Rigidität (Starrheit, Steifheit, Muskelstarre) kann man auch als „plastische Hypertonie" bezeichnen. Die betroffenen Gliedmaßen bauen bei passiver Bewegung einen gleichförmigen, beschleunigungsunabhängigen Widerstand auf und *verharren* danach in der eingenommenen Position. *Dies ist der Unterschied zur spastischen Dysarthrie*. Die Ursache ist eine pathologische Koaktivierung agonistischer und antagonistischer Muskelgruppen oder einer Akzentuierung des Dehnungsreflexes. Das Sprechen ist nicht nur im Tempo verändert - plötzliche Eile oder unerwartete Stockungen - sondern die Stimme ist oft rauh, be- und verhaucht, mit monotoner Intonation, leise und zu hoch. Als Ursache ist wegen der Wölbung der Stimmlippen ein unvollständiger Glottisschluss zu verzeichnen. Neben zerfallender Artikulation tritt auch eine Sprachinhaltsverarmung auf.

Die Akinese ist durch ein Fehlen oder eine deutliche Reduktion der Willkürbewegungen gekennzeichnet. Die betroffene Muskulatur ist *nicht* paretisch. Eine Akinese kann unabhängig von der Rigidität in drei Komponenten auftreten:

- in einer Störung der Bewegungsinitiierung (Verlängerung der Reaktionszeit), die nicht typisch für Parkinson ist,
- in einer Reduktion des Bewegungsumfanges (Hypokinesie),
- in einer Verlangsamung von Bewegungen (Bradykinesie), die nicht typisch für Parkinson ist.

Ursächliche Faktoren könnten eine ungenügende myoelektrische Aktivierung der betroffenen Muskulatur oder eine zeitliche Verzögerung der Aktivierung von Neuronen im motorischen Kortex (Störung der Basalganglienfunktionen) sein . Die Artikulationsbewegungen sind hypokinetisch (Lippe, Kiefer, Zunge), werden jedoch mit normalem Tempo und normalen bzw. verkürzten Zeitintervallen ausgeführt. Die schwerste Form ist der akinetische Mutismus, der nach bilateralen frontomedialen Läsionen auftritt. Dabei fehlt jegliche spontane motorische Aktivität, der Betroffene ist komplett mutistisch oder spricht nur bei intensiver Stimulation. Es liegt keine Parese oder Apraxie der Sprechmuskulatur vor. Beim Schädel-Hirn-Trauma (SHT) zeigen sich oft vielfältige neurologische und neuropsychologische Störungen (Ziegler et al. 1998). Das sind vor allem allgemeinmotorische Störungen, Störungen der Aufmerksamkeit, des Gedächtnisses und des Lernens, Planungs- und Problemlösestörungen, Beeinträchtigungen der visuellen oder der auditiven Wahrnehmung und psychoaffektive Störungen. Daraus leiten sich Beeinträchtigungen des Verstehens und der Produktion von Texten oder Probleme der Interaktion mit Gesprächspartnern im sprachlichen Kommunikationsbereich ab. Der Bogen spannt sich dabei vom Auftreten einer geringfügigen Artikulationsschärfe bis zur nahezu kompletten Unverständlichkeit oder zum völligen Verstummen (Mutismus).

Zum Sprechen

Die Atmung (Respiration) ist beeinträchtigt. Sie ist schwach, flach, hörbar (wilde Luft) und behaucht. Häufiges Einatmen wechselt mit verkürzten Ausatmungspausen ab. Die Tonhaltedauer ist verkürzt und der Lautstärkeumfang eingeschränkt. Die Phonation (Stimmgebung) äußert sich durch eine rauhe und behauchte Stimme. Sie ist der Ausdruck der unvollständigen Glottis-Adduktion. Dadurch ist die Stimme wenig modulationsfähig und klingt monoton. Die Stimmeinsätze sind pathologisch und durch Pressen und eine reduzierte Lautstärke gekennzeichnet. Gelegentlich fällt eine schwache Phonation auf. Aufgrund des erhöhten Tonus der Stimmlippen ist die Sprechstimmlage häufig zu hoch. Die Prosodie ist abgeflacht und es ist keine ausgeprägte Sprechmelodie zu erkennen. Der eingeschränkte Tonhöhenumfang unterstreicht die Monotonie, Monorhythmie und Monodynamik der Sprechweise. In einem teilweise normalen, teilweise beschleunigten Sprechtempo treten oft Iterationen (Wiederholungen) auf. Bei der Artikulation (Lautbildung) fällt eine Reduktion aller Lautklassen und Lautverbindungen auf. Durch beschleunigte Lautübergänge kommt es zu Lautverkürzungen und Lautauslassungen. Es ist eine Erhöhung der Silbenrate bei Silbenwiederholung zu verzeichnen. Die Zeitdauer einzelner Silben ist normal oder verkürzt und fällt als beschleunigtes, überhastetes Sprechen auf. Das erhöhte Sprechtempo findet bei gleichzeitig wenig ausgebildeter Segmentierung statt. Das Sprechen wird zu einem einzigen Fluss ohne Punkt und Komma, ohne Pausen und ohne Tonhöhenänderungen innerhalb von Phrasen. Die Betroffenen sprechen sehr leise. Die Artikulationsschärfe ist reduziert und kann im Verlauf längerer Äußerungen abnehmen.

3.3.2 Hyperkinetische Dysarthrie

Diagnose

Die hyperkinetische Dysarthrie kann als schneller oder langsamer Typ in Erscheinung treten. Zum schnellen Typ gehören die *Dyskinesen* (unterschiedliche Formen unwillkürlicher Muskelaktivierung), und sie treten z. B. bei Chorea Huntington, bei Myoklonien und bei Tics auf. Der Morbus Huntington (Veitstanz) beginnt meist im Erwachsenenalter und drückt sich in motorischer Unruhe, vereinzelt unkontrollierten Bewegungen der Extremitäten und grimassierenden Bewegungen des Gesichts aus. Ausgreifende ballistische Bewegungen der Arme sowie rasche, irreguläre Bewegungen von Kopf und Rumpf, ebenso übersteigerte mimische Bewegungen verbunden mit vorschießenden Bewegungen der Zunge und unkontrollierten Atmungsbewegungen schließen das Bild ab. Das Sprechen fällt durch eine unwillkürliche Unterbrechung des Redeflusses, sowie durch abrupte Veränderungen der Stimmqualität, der Tonhöhe oder der Lautstärke und durch verlangsamte, zeitweise explosive Artikulation auf. Myoklonien sind plötzlich einschießende unwillkürliche Muskelkontraktionen von kurzer Dauer. Sie treten häufig wiederholend, manchmal auch rhythmisch auf und können willkürlich *nicht* unterdrückt werden. Myoklonien kommen isoliert, bei degenerativen Erkrankungen des ZNS, bei Schädel-Hirn-Trauma (SHT) oder bei Anfallsleiden vor. Bei SHT treten sie im Kehlkopf- und Gaumensegelbereich auf. Sie wirken sich in periodischen Schwankungen von Tonhöhe und Lautstärke aus. Tics sollen an dieser Stelle nicht näher untersucht werden. Nur soviel soll gesagt werden, dass bei ihnen der Kontrollmechanismus übermäßig aktiviert ist. Zum langsamen Typ können Athetosen, Akinese und Dystonien gezählt werden. Bei Athetosen verfallen Kopf und Extremitäten in langsame, unrhythmisch-ruckhafte, ausfahrende, wurmförmig sich windende Bewegungen mit wechselndem Muskeltonus. Sie können, wie zerebrale Bewegungsstörungen, auch angeboren sein und sind oft mit Hörstörungen verbunden. Die Sprechmuskelbewegungen sind verlangsamt und eingeschränkt, das Velum hebt sich nur teilweise und die Zunge hat Schwierigkeiten bei Vorwärts-Rückwärts-Bewegungen. Ebenfalls ist die propriozeptive Rückmeldung zur Bewegungskontrolle eingeschränkt. Als Kompensation sind überschießende Bewegungen von Lippen und Unterkiefer zu verzeichnen. Bei der Akinese fällt ein Fehlen oder eine deutliche Reduktion von Willkürbewegungen, aber keine Parese, auf. Dystonien treten als eine Störung des normalen Spannungszustandes der Muskeln und Gefäße auf und äußern sich als langsame, anhaltende Muskelkontraktionen, die schraubenförmige und wiederholende Bewegungen oder abnorme Haltungen bewirken.

Sprechen
Durch Dystonien wird der Sprechbewegungsablauf beeinträchtigt. Aus der mandibulären (zum Unterkiefer gehörenden) Dystonie und der lingualen Dystonie ergeben sich unkontrollierte Muskelkontraktionen, die zu intermittierenden Artikulationsstörungen führen. Die pharyngeale und vor allem die spasmodische Dystonie führt zu einer Überaktivität der Kehlkopfadduktoren, die eine gepresste und rauhe Stimme mit häufigen Stimmabbrüchen oder Registersprüngen nach sich zieht. In schweren Fällen ist sogar eine Aphonie zu verzeichnen.

Zusammenfassend sollen die auditiven Merkmale der dyskinetischen Dysarthrie noch einmal dargestellt werden (modifiziert nach Ziegler et al. 1998):

Sprechatmung	verkürzte Exspiraton
Stimme	behauchte und rauhe Stimmqualität reduzierte Lautstärke; erhöhte Stimmlage reduzierter Tonhöhenumfang
Artikulation	reduzierte Artikulationsschärfe
Prosodie	normales/beschleunigtes Sprechtempo monotone Intonation; Iterationen (Wiederholungen)

3.4 Ataktische (Zerebellare) Dysarthrie

Zur Diagnose
Die ataktische Dysarthrie ergibt sich als Folge einer Schädigung des Kleinhirns (Cerebellum), u. a. durch Alkohol- oder andere Vergiftungen, vaskuläre Erkrankungen, Traumen, Neoplasmen oder multiple Sklerose. Betroffene zeigen Störungen der Bewegungskoordination, Bewegungsinhibition, Intensionstremor (Unter- und Überschießen auf etwas hinzielender Bewegungen; z.B. ist die Zielungenauigkeit bei Einzelbewegungen vor allem gut an der Vorderzunge zu erkennen, besonders beim feinen

Entlangfahren der Zungenspitze an der Unter- und Oberlippe), Bewegungsverlangsamung, Schwierigkeiten beim Abfangen einer Bewegung, Hypotonie (ungenügender Luftstrom für die Phonation), Dysmetrie (Zielungenauigkeit von Bewegungen), Dysdiadochokinese (Störungen der Kontrolle von Geschwindigkeit und Beschleunigung bei Zielbewegungen oder bei schnellen Wechselbewegungen), eine Unfähigkeit zur Aufrechterhaltung einer konstanten motorischen Leistung (z.B. einer konstanten Kraft), Störungen der zeitgerechten Programmierung von Bewegungsfolgen sowie Gang- und Standunsicherheiten, bei denen das Gleichgewicht betroffen ist und die Betroffenen durch einen schwankenden Gang, verbunden mit ausfahrenden, unsicheren, unkoordinierten, verlangsamten Bewegungen auffallen, die sie wie ein Kleinkind oder ein Betrunkener erscheinen lassen.

Zum Sprechen

Das Sprechen wirkt eintönig, abgehackt (skandierend), monoton, verwaschen und unkontrolliert. Die Lautbildung bzw. das Sprechtempo sind reduziert oder überschießend, oft mit einem Verharren auf einzelnen Lautpositionen. Die Satzmelodie ist mehrfach unterbrochen. Beim Sprechen werden Pausen gesetzt, wo keine hinkommen. Dadurch kann die Semantik fehlgedeutet werden. Große Schwierigkeiten bereitet die Koordination der Zungenmuskulatur bei alternierenden (aufeinanderfolgenden) Bewegungen. Die Folge ist eine Störung des fließenden Übergangs von einem Laut zum anderen. Einzelne Laute können aber produziert werden. Das Sprechen insgesamt wirkt wie volltrunken. Die gesamte Artikulation ist verlangsamt und durch Lautdehnungen oder verlängerte Pausen charakterisiert. Die Verlangsamung und die Auffälligkeiten in der Zeitstruktur betreffen auch die Satzebene. Ebenfalls können Phasen mit reduzierter Artikulationsschärfe mit Phasen explosiver, fortisierter Artikulation wechseln. Der betroffene Patient/das betroffene Kind hat u.a. aus diesem Grund keine Lust zum Sprechen. Ein langes Warten auf eine Antwort ist erforderlich. Der Regelkreis „Respiration-Phonation-Artikulation" ist durch mangelnde Koordination von thorakalen und abdominalen Atmungsbewegungen gestört. Dies kann inadäquate Einatmungspausen und evtl. inspiratorisches Sprechen nach sich ziehen. Dabei kann es zu unterschiedlichen Stimmbeeinträchtigungen kommen (gepresst, rauh und behaucht). Das ist bedingt durch ein Aneinanderpressen der Stimmlippen bei Beginn der Phonation in Form eines gestörten

Einschwingverhaltens und durch die Unfähigkeit zur konstanten Aufrechterhaltung des Tonus. Die Patienten/Kinder bemühen sich, durch extremes Pressen die Dyskoordination der Kehlkopfmuskulatur zu kompensieren. Auch die Schrift ist groß und unkoordiniert wie die Sprache. Ebenfalls sind Kaubeschwerden zu beobachten. Dabei hängt der Mundwinkel oder der Mund ist offen, als hätte der Patient/das Kind Polypen und er/es zeigt wenig Minenspiel. Mehrere Dinge zu gleicher Zeit auszuführen ist nicht möglich (Asynergie). Der Patient/das Kind muss eins nach dem anderen machen und braucht deshalb viel Zeit. Aufgrund der bestehenden Gangataxie fällt es oft hin.

Zusammenfassend sollen die auditiven Merkmale der ataktischen Dysarthrie noch einmal dargestellt werden (modifiziert nach Ziegler et al. 1998):

Sprechatmung	paradoxes Atmungsmuster
	inadäquate Einatmungspausen
	inspiratorisches Sprechen
	hörbare Einatmung
Stimme	wechselnd gepresst-rauh-behauchte Stimme
	Fluktation von Tonhöhe und Lautstärke
	Stimmzittern
Artikulation	überwiegend reduzierte Artikulationsschärfe
	intermittierend explosive Artikulation
Prosodie	verlangsamtes Sprechen
	skandierender Rhythmus
	vermehrte Pausen

3.5 Gemischte Dysarthrie

Gemischte Dysarthrien ergeben sich aus Störungen, die von multiplen Schädigungen verursacht werden und überwiegend gleichwohl das obere wie auch das untere Motoneuron betreffen (z.B. bei Multipler Sklerose (MS) ohne bisher geklärte Ätiologie, Amyotrophe Lateralsklerose (ALS), Schädel-Hirn-Trauma (SHT), nach Tumor-Entfernung). Sie können aber auch andere Mischvarianten aufweisen.

Literatur

Bartolome', G. et al. (1993): Diagnostik und Therapie neurologisch bedingter Schluckstörungen. Stuttgart.

Castillo Morales, R. (1991): Die Orofaziale Regulationstherapie. München.

v. Cramon, D. (1988): Prognostische Faktoren, Neuropsychologische Rehabilitation. Hrsg.: D. v. Cramon und J. Zihl, Berlin, 21 - 37.

Dobslaff, O. (1995): Stimmheilpädagogische Förderung von Schülern mit Behinderung - Einführung in die Stimmheilpädagogik. Teil I - III. Potsdam: Potsdamer Studientexte - Sonderpädagogik. Heft 7-9.

Enderby, P. M. (1991): Frenchay Dysarthrie - Untersuchung. Stuttgart.

Lehmann, W. (1997): Möglichkeiten der integrativen Sprachförderung von Schülern mit spastischer Dysarthrie. In: Dobslaff, O. (Hrsg.): Rehabilitative Sprachförderung von Schülern im Sekundarstufenbereich unter integrativen Bedingungen. Potsdam: AVZ - Hausdruckerei der Universität Potsdam, 85 - 94.

Lehmann, W. (1998): Möglichkeiten der Sprachförderung bei spastischer Dysarthrie. In: Falkowski, G. et al. (Hrsg.): Zu Sprach-, Sprech- und Hörstörungen. Hanau, 62 - 71.

Lehmann, W. (2001): Sprechbehandlung bei Schülern mit zentralen Bewegungsstörungen am Beispiel einer spastischen Dysarthrophonie. In: Dobslaff, O. (Hrsg.): Sprechstörungen - Diagnostik und Behandlung. Potsdam: AVZ - Hausdruckerei der Universität Potsdam, 111 - 125.

Lehmann. W. (2001): Sprechbehandlung bei Schülern mit zentralen Bewegungsstörungen - Dysarthrophonie (Dysarthrie) als Bewegungsstörung. Potsdam: Potsdamer Studientexte - Sonderpädagogik. Heft 25.

Robertson, S. J. und Thomson, F. (1992): Therapie mit Dysarthrikern. Stuttgart.

Schalch, F. (1994): Schluckstörungen und Gesichtslähmung. Stuttgart, 4. Aufl.

Thiele, E., Clausnitzer, R. und Clausnitzer, V. (1992): Myofunktionelle Therapie aus sprechwissenschaftlicher und kieferorthopädischer Sicht. Heidelberg.

Vogel, M., Ziegler, W. und Morasch, H. (1988): Sprechen, Neuropsychologische Rehabilitation. Hrsg.: D. v. Cramon und J. Zihl, Berlin, 319 - 347.

Ziegler, W., Vogel, M., Gröne, B. und Schröter-Morasch, H. (1998): Dysarthrie Grundlagen - Diagnostik - Therapie. Stuttgart.

Zur Ausbildung in der „Partnerzentrierten Kommunikation in der Therapie" mit Hilfe von Patientenäußerungen

Annette Leutloff, Halle

Im Jahr 1991 führte ich in der Stottererselbsthilfegruppe in Halle mehrere Therapiesitzungen durch, die auf der Grundlage der Ausbildung in der Gesprächspsychotherapie basierten. Die Gespräche dienten dazu, die psychischen Probleme von Stotterern zu klären. Dabei wurde jeweils ein Patient, der ein schwerwiegendes Problem vorbrachte, für etwa eine Stunde von der Gruppe und mir exploriert, bis er eine angemessene Lösung für sein Problem fand. Die Gespräche wurden auf Tonband aufgenommen, von mir ausgewertet und verschriftet und seither für die Ausbildung unserer Studenten der Sprechwissenschaft in der „Partnerzentrierten Kommunikation" benutzt.

Der Begriff „Partnerzentrierte Kommunikation" ist dabei in etwa gleichzusetzen mit „Klientzentrierter Therapie", wie dies bei Gesprächspsychotherapeuten wie Rogers, Tausch und Helm verwendet wird. Dazu zunächst einige theoretische Überlegungen nach Tausch (1990). Sie fragen sich: "Wie kann ich im Gespräch mit anderen tätig werden?" (1990,10). Diese Fragen stellen sich nicht nur Therapeuten, sondern viele berufsmäßige Helfer, wie Psychologen, Sozialarbeiter, Ärzte, Pfarrer, Lehrer und Erzieher. Auch im alltäglichen Leben werden Gespräche geführt, so zwischen Freunden, Lebenspartnern, Arbeitskollegen, Urlaubern, Eltern und Kindern, Lehrern und Schülern oder zufälligen Personen, z.B. in Verkehrsmitteln und Gaststätten. Die Art, wie Menschen miteinander umgehen und kommunizieren ist eine entscheidend hilfreiche gesundmachende oder krankmachende Umweltbedingung (vgl. Tausch 1990, 20). Inhalt oder Mittelpunkt dieser Gespräche brauchen nicht immer seelische Schwierigkeiten zu sein, aber jeder Mensch kann mit entscheidenden gesundmachenden Gesprächen ein Laienhelfer werden. Die Gesprächspsychotherapie ist angezeigt bei Menschen mit geringer Selbstachtung, geringer Selbstakzeptanz, ungünstigem Selbstkonzept, geringem Selbstvertrauen, emotionaler Angespanntheit und bei Ängsten (Tausch 1990, 14). Diese Symptome treten häufig bei Neurotikern, Psychasthenikern und Introvertierten auf und ist meines Erachtens sehr gut in der Konfliktlösung bei Stotterern einzusetzen. Im Einzelgespräch spricht der Patient in bis zu 20 Therapiestunden über sein gefühlsmäßiges Erleben und seine persönlichen Erfahrungen, die mit seinen seelischen Schwierigkeiten zusammenhängen. Er setzt sich mit seiner Person, seinem Selbst, seinen Erfahrungen und Einstellungen auseinander. Der Patient bestimmt weitgehend den Verlauf der Gespräche. Der Therapeut fördert lediglich die Selbstöffnung und Selbstauseinandersetzung (Selbstexploration) des Partners durch einfühlendes nicht-wertendes Verstehen der inneren Welt des Partners, durch Achtung – Wärme – Sorgen sowie Echtheit und Fassadenfreiheit (Tausch 1990, 28-98). Diese drei Variablen beschrieb bereits Rogers als grundlegende Bedingungen für die personenzentrierte Einzeltherapie (Rogers 1991, 193ff.). Das einfühlende nicht-wertende Verstehen funktioniert, indem wir dem Patienten im Gespräch jeweils das mitteilen, was wir von seiner inneren Welt, von seinem Erleben verstanden haben und was seine Äußerungen für sein Selbst und sein Fühlen bedeuten. Entscheidend ist dabei, dass keine Wertungen vorgenommen werden, keine Urteile über die innere Welt des anderen gefällt werden (Tausch 1990, 33). Auch Gordon (1990) gibt in seiner „Familienkonferenz" ähnliche Hinweise zur Schulung des aktiven Zuhörens bei der Schulung von Eltern für die Kindererziehung. Er empfiehlt zunächst passives Zuhören, Schweigen mit Bemerkungen wie „hm", „oh" oder „aha". Mit Hilfe der sogenannten „Türöffner" wird der Gesprächspartner dann am Ball gelassen. Dazu gehören z.B. Äußerungen wie „Interessant", „Wirklich", „Erzähl mir darüber", „Wir wollen uns darüber unterhalten", „Schieß los, ich höre" u.a. (Gordon 1990, 60). Die Gesprächstür muss jedoch immer offen gehalten werden. Diese Methode nennt er „aktives Zuhören". "Beim aktiven Zuhören versucht der Empfänger...zu verstehen, was der Sender empfindet oder was seine Botschaft besagt. Darauf formuliert er sein Verständnis mit eigenen Worten (Code) und meldet es zur Bestätigung an den Sender zurück" (Gordon 1990, 65). Nur so fühlt der Partner seine Probleme angenommen und kommt zur eigenen Lösung des Problems. Auch Gordon konnte nachweisen, dass diese Methode zur eigenen Konfliktbewältigung zwischen Eltern und Kindern führte. Auch Helm (1978) beschreibt als wichtigste Grundvariable der therapeutischen Kommunikation das genaue, einfühlende Verständnis (Empathy). Beim Vorhandensein eines hohen Verbalisierungsgrades versteht der Therapeut sehr genau die emotionalen und motivationalen Aspekte des konkreten gegenwärtigen Erlebens vom inneren Standpunkt des Patienten aus. Dabei muss der Therapeut die äußeren (externalen) Inhalte sehr scharf unterscheiden von solchen Inhalten, die das eigene Verhalten und Erleben, die eigenen Sorgen, Probleme und Schwierigkeiten des Patienten (internalen Inhalte) betreffen. Die Leistungen der genauen Verbalisierung können von einem Therapeuten nur in einem Training, nicht durch einfaches Zur-Kenntnis-Nehmen erworben werden. Die Aufgabe des Therapeuten besteht nicht im Interpretieren, sondern im vorsichtigen und versuchsweisen Anbieten von emotionalen Inhalten der Patientenäußerungen. Dabei soll sich der Therapeut eng in seinem Vorgehen an den Inhalten der Selbstexploration des Patienten anlehnen und ein eher suchendes und korrekturbereites als deutendes Verhalten anstreben (vgl. Helm 1978, 21f.).

Das Training der „Partnerzentrierten Kommunikation" findet an unserem Institut vorwiegend nach Tausch (1990) und Helm (1978) statt. Grundstufe der Ausbildung ist das Skalentraining. Zunächst werden dabei schriftlich die Patientenäußerungen in die 9-stufige Selbstexplorationsskala nach Helm eingestuft (vgl. Helm 1978, 94). Die Stufen 1-3 umfassen externales Gesprächsverhalten des Patienten, die Stufen 4-6 beinhalten internales, also emotionsgeladenes Verhalten des Patienten, und in den Stufen 7-9 strebt der Patient bereits die Lösung von Konflikten an. Hier sei ein Beispiel aus den Gesprächen der Stotterer-selbsthilfegruppe angeführt:

Patient: Wenn man z.B. positive Sachen viel mehr registriert, wenn's mir z.B. gut geht, wenn ich richtig sprechen kann, dann wirkt sich das auf mein Gesamtbefinden aus, dann fühl ich mich viel besser. Und wenn ich jetzt jeden Tag nur Schlechtes registriere, dadurch kommst du in diesen Kreislauf erst richtig rein.

Die überwiegende Mehrheit der Studenten skaliert diese Äußerung in Stufe 7 ein, in der der Patient nach Klärungsansätzen und Zusammenhängen sucht. Der Grad der Einskalierung wird bei jeder Patientenäußerung von den Studenten länger diskutiert, bis sich eine einheitliche Einstufung herauskristallisiert. Im folgenden skalieren die Studenten die Äußerungen nach Tonbandbeispielen ein, damit der Einskalierungsvorgang schneller vor sich geht und sich automatisiert. Im Anschluss formulieren die Studenten nach der 12-stufigen Skala nach Helm (1978, 57) zunächst schriftlich eigene Therapeutenantworten, die dann wiederum diskutiert und verglichen werden. Je niedriger die Einstufung in die Selbstexplorationsskala ist, umso zurückhaltender kann der Therapeut nur Emotionen verbalisieren. Er darf nicht überverbalisieren und nichts hineininterpretieren. Bei Äußerung internaler Sachverhalte muss der Therapeut einen Teil oder alle wichtigen geäußerten internalen Inhalte des Patienten verbalisieren (vgl. Skala Helm 1978, 57). Auch darf der gut verbalisierende Therapeut keine Lösungs- und Klärungsansätze vorgeben, sondern er muss solange internale Inhalte verbalisieren, bis der Patient zu eigenen Lösungen findet. Für die Therapeutenantworten werden den Studenten noch einige wichtige Regeln gegeben:

- Der Patient soll viel sprechen. Erst nach größeren Abschnitten werden die geäußerten Gefühle zusammengefasst.
- Die Sätze werden kurz gehalten. Sie beginnen mit „Sie“ und enden mit der Verbalisierung des Gefühls.
- Substantivstil ist zu vermeiden. Es sollen zur Veranschaulichung Verben und Adjektive benutzt werden.
- Bilder und Metaphern, die Gefühle ausdrücken, sind bei der Wortwahl einzusetzen.
- Die Gefühle werden relativiert mit Wörtern wie „irgendwie“, “etwas“, “in gewisser Weise“, “ab und zu“ u.ä. Nichts soll verabsolutiert werden.
- Ich-Botschaften werden vom Therapeuten nur gelegentlich gesendet.
- Der Therapeut soll die Gefühle des Patienten nicht zu stark auf eigene frühere Erlebnisse übertragen (Gegenübertragung), sonst beginnt er sich selbst zu explorieren und wird selbst zum „Patienten“.
- Gefühle verbalisieren heißt nicht diagnostizieren oder interpretieren.

- Die Partnerzentrierte Kommunikation ist deutlich von der Sprechübungssituation zu trennen. (vgl. Leutloff, unveröff.Übungsmaterial).

Der letzte Punkt verdient innerhalb der Sprachtherapie besondere Beachtung. Der stotternde Patient möchte z.B. sowohl über seine Probleme sprechen als auch Übungen machen. Erfahrungsgemäß dauert das Therapiegespräch 30 Minuten, die eigentlichen sprechtherapeutischen Übungen dann 15-20 Minuten. So lässt sich die „Partnerzentrierte Kommunikation" ohne weiteres deutlich von sprechtherapeutischen Übungen z.B. aus der Verhaltenstherapie abtrennen als auch mit ihr koppeln.

Zur Verdeutlichung der Verbalisierung durch den Therapeuten bei Stotterern seien hier noch drei Beispiele angeführt:

Patient: Bei mir ist das so, wenn ich mich im Betrieb ungerecht behandelt fühle, wenn ich so richtig in Brast bin, dann geht es eigentlich besser mit dem Sprechen. Wenn ich so richtig in Fahrt bin - ich habe das eigentlich gerne, wenn so ein bisschen Stress ist. Der Stress darf allerdings nicht zu groß sein. Und je höher der Stress ist, dann spreche ich an und für sich auch gut, ja? Ich habe das gerne, ja?
Therapeut: Wenn man Sie in Fahrt gebracht hat, können Sie meistens besser sprechen. (Bildhaft, aber z.T. wiederholt).

Patient: Also bei mir in der Pause rede ich mit meinen Mitschülern ohne zu Stocken. Und wenn's dann klingelt, und z.B. wir haben dann Lesen und unsere Lehrerin geht immer der Reihe nach, und wenn ich denke jetzt bin ich dran, dann ist es aus. Und wenn ich denke, das Wort bekomme ich raus, dann melde ich mich.
Therapeut: Du möchtest selbst entscheiden, wann du sprichst. (Der Lösungs- und Klärungsansatz wird verbalisiert).

Patient: Wenn ich einen ganz bestimmten Text lesen soll, kommt bei mir schon die Angst vor einem ganz bestimmten Wort. Wenn ich z.B. jetzt lese und lese und dann kommt ein ganz bestimmter Punkt, dann geht es meistens nicht so gut mehr. Oder, was ich noch sagen wollte, ich habe eine Erfahrung gemacht, dass ich z.B.

negative Sachen viel eher registriere als positive, z.B. Fehler beim Sprechen, und das können auch ganz andere Sachen sein.

Therapeut: Sie registrieren eher Ihre Fehler, und das bringt Sie dann ins Schleudern.(Kurze, bildhafte Verbalisierung des Problems).

Neben solchen Äußerungen von Stotterern werden auch andere Äußerungen, die im therapeutischen Alltag vorkommen können, trainiert. Hier drei weitere Beispielen mit gelungenen Studentenantworten:

Patient: Ich sitze immer allein in meiner guteingerichteten Wohnung. Ich fühle mich einsam. Mein größter Wunsch ist, einen richtigen Freund zu finden.

Studentin: Sie haben ein perfektes Nest, aber das wichtigste fehlt.

Patient: Ich war richtig gemein zu meiner Kollegin, aber im Augenblick platzte mir einfach der Kragen.

Studentin: Und jetzt, nachdem Sie Ihr Mütchen gekühlt haben, tut es Ihnen leid.

Patient: Von morgens bis spät in die Nacht, in der Arbeit und im Privatleben lebe ich in einer pausenlosen Anspannung, unter einem ständigen seelischen Druck.

Studentin: Sie finden keine innere Ruhe, fühlen sich gehetzt.

Am Ende des Trainings der Verbalisierung steht die Selbsterfahrung. Die Studenten äußern entweder ein „Blitzlicht", d.h. sie sprechen kurz über ihr emotionales Befinden und werden von anderen Studenten verbalisiert, oder sie äußern Gefühle zu vorgespielter Musik und verbalisieren sich gegenseitig. Die Erfahrung des emotionalen feedbacks innerhalb der Ausbildungsgruppe ist hoch zu bewerten, da damit nicht nur das einfühlende nicht-wertende Verstehen trainiert wird, sondern auch die anderen Variablen, wie Achten – Wärme - Sorgen und Echtheit und Fassadenfreiheit überprüft werden können, die sonst nur theoretisch anhand der Fachliteratur und mit Hilfe von Referaten zur Kenntnis genommen werden. Die Studenten werden durch die Ausbildung in der „Partnerzentrierten Kommunikation" angeregt, diese Therapieform weitgehend auch mit der Sprechtherapie zu koppeln und darüber hinaus im Alltagsgespräch das einfühlende nicht-wertende Basisverhalten eines Therapeuten zu trainieren und zu verinnerlichen.

Literatur

Gordon, Th.: (1990): Familienkonferenz. 4.Aufl. München.

Helm, J.: (1978): Gesprächspsychotherapie. Berlin.

Leutloff, A. (1991): Regeln für Therapeutenantworten. Unveröffentl. Übungsmaterial.

Rogers, C.R. und Schmidt, P. F. (1991): Person-zentriert. Mainz.

Tausch, R. und Tausch A. (1990): Gesprächspsychotherapie. 9. erg. Aufl. Göttingen, Toronto, Zürich.

Grundzüge der orofazialen Muskelfunktionstherapie

Herbert Michel, Würzburg

Fehlfunktionen der orofazialen Muskulatur sind im zahnärztlichen Alltag häufig anzutreffen. Sie verursachen oder verstärken Dysgnathien und Zahnstellungsanomalien. Zungenpressen, Lippen- und Wangenbeißen, Fingerlutschen und anomales Schluckverhalten sind einige weitverbreitete Fehlfunktionen, die zu morphologischen Veränderungen insbesondere im wachsenden Organismus führen können. Die muskuläre Funktion hat Einfluss auf die Form, die Form beeinflusst und bestimmt die Muskelfunktion. Weil Form und Funktion in enger wechselseitiger Abhängigkeit stehen, können morphologische Abweichungen im Gebisssystem zu Störungen der Muskelfunktion führen. Muskuläre Fehlfunktionen der Zunge führen nicht nur zu strukturellen Veränderungen, sondern auch zu negativen Auswirkungen auf die Sprachlautbildung. Eine ungestörte orofaziale Muskelfunktion ist somit im umfassenden Sinn für eine gesunde Entwicklung im Mund-, Kiefer- und Gesichtsbereich von sehr großer Bedeutung.

Ziel jeglicher Einflussnahme auf gestörte Funktionsabläufe ist die Wiederherstellung einer ausgeglichenen normgerechten myodynamischen Balance im Schluckverhalten, während des Kauens, während des mimischen Muskelspiels und beim Sprechen. Ein weiteres, ebenso wichtiges Ziel einer therapeutischen Intervention zur Wiederherstellung des Muskelgleichgewichts im Mund-, Kiefer- und Gesichtsbereich ist die Vermeidung entsprechender Anomalien. Die myofunktionelle Therapie wird durch ihre Zielsetzung Bindeglied unterschiedlicher Fachärzte und Fachtherapeuten, die an der Rehabilitation dieser Fehlfunktionen beteiligt sind: Zahnärzte, Kieferorthopäden, Kieferchirurgen, Hals-Nasen-

Ohrenärzte, Allergologen, Pulmologen, Chirurgen, Internisten, Pädiater, Orthopäden, Neurologen, Psychiater, Psychologen, Sprachtherapeuten unterschiedlicher Provenienz, Physiotherapeuten, Ergotherapeuten und andere. Die interdisziplinäre Aufgabe, die die myofunktionelle Therapie stellt, weist sie gleichzeitig als ganzheitlich orientierte Behandlung aus. Die myofunktionelle Therapie fordert alle Vertreter dieser Fachgebiete heraus, sich dem Problem der Fehlfunktionen und deren Vermeidung zu stellen und in Diagnostik und Therapie eng zu kooperieren. Die interdisziplinäre Chance ist aber gleichzeitig die große Schwierigkeit im diagnostischen und therapeutischen Alltag. Welcher Arzt fühlt sich als Teamchef verantwortlich und koordiniert den Therapieplan? Wie steht es um die kontinuierliche Kommunikation unter den beteiligten Therapeuten?

Obwohl das Training der orofazialen Muskulatur schon seit 1906 von Rogers empfohlen worden war, im Zusammenspiel mit der Kieferorthopädie, konnte sich diese Therapieform bis heute nie so recht den Platz erobern, der ihr logischerweise zusteht. Überschätzungen und Überforderungen der Möglichkeiten der myofunktionellen Therapie und dadurch fehlende überzeugende Therapieerfolge mögen Gründe sein, vielleicht auch die Resignation vor der Komplexizität der Zusammenhänge und die mangelnde wissenschaftliche Anerkennung, die ihr bis heute versagt bleibt. Die myofunktionelle Therapie als ergänzender, aber notwendiger, häufig unverzichtbarer Therapiebeitrag in einem umfassenden Therapieplan verstanden, ist oftmals der entscheidende Mosaikstein, der die angewandten anderen Therapieformen zum Erfolg kommen lässt. Myofunktionelle Therapie steht nicht für sich allein, sondern wird erst im Zusammenhang mit anderen Therapieformen wertvoll.

Myofunktionelle Behandlungskonzepte haben heute über ihre zahnärztlichen und kieferorthopädischen Anwendungsmöglichkeiten hinaus auch ihren festen Platz in der Sprachtherapie bei Dyslalien, Dysarthrien und Aphasien gefunden. Ebenso in der Therapie verhaltensgestörter Kinder sowie schwer und schwerst geschädigter Patienten im Rahmen einer umfassenden Rehabilitation.

Die Philosophie der ganzheitlichen Diagnose und Therapie prägt heute vermehrt ärztliches Denken und Handeln, nicht zuletzt, weil der

Wunsch von Patienten nach einer sanften Medizin mehr und mehr ernst genommen und verstanden wird.

Ein Beispiel für diesen ganzheitlichen Denkansatz ist die myofunktionelle Therapie im orofazialen Bereich. Volkmar Clausnitzer beschreibt treffend in seiner Einleitung zu seinem Buch *Myofunktionelle Therapie aus sprechwissenschaftlicher und kieferorthopädischer Sicht*:

„Die Berücksichtigung der gesamten Person des sich uns anvertrauenden Patienten entsprechend unserem philosophisch-ethischen *Menschenbild* verlangt von uns, ihm genau zuzuhören, ihn in seiner somato-psychosozialen Komplexität zu untersuchen und ihm danach mit ‚bestem Wissen und Gewissen', das heißt mit Herz und Verstand, zu helfen, seine Selbstgestaltungskräfte zu entdecken bzw. wiederzuentdecken und dementsprechend sein Leben zu gestalten. Wir sehen in ihm nicht einen 'Fall', auch nicht den mitleidheischenden Kranken, sondern ein Individuum mit allen Rechten und Pflichten, das vorübergehend fremder Hilfe bedarf. Wir wollen ihm das Erlebnis , ... vermitteln, sich mit der Umwelt auseinanderzusetzen, bestimmte intraindividuelle Strukturen und Verhaltensweisen, aber auch seine eigenen Grenzen erleben zu können, Ordnung mit sich und seiner Umwelt zu schaffen und vor allem zu lernen, *wie* man *lernt...*".

Muskelfunktionstherapie kann ohne eine ganzheitliche Sicht nur bedingt erfolgreich sein. Über eine Anamnese hinaus sind nonverbale Äußerungen des Patienten ebenso zu erkunden, zu werten und in die therapeutischen Überlegungen mit einzubeziehen, wie es gilt zu bedenken, was Physiognomie, Sprechweise, Körperhaltung, Habits und speziell die Mund- und Zungenhaltung aussagen und an Informationen liefern. Um zu einer möglichst genauen und umfassenden Anamnese zu kommen, sind Beobachtungen ebenso wichtig wie die reine Erhebung von Daten durch Befragen. Sind Kinder unsere Patienten, so ist es sehr hilfreich, auch das Verhalten der Eltern zu erfassen und den Eindruck zu bewerten, den sie auf uns machen. Welche Rolle spielen möglicherweise die Eltern für das Verhalten des Kindes? Viele fachspezifische anamnestische Daten sind nur von und über Kollegen anderer Disziplinen einzuholen. Für die Erstellung eines erfolgversprechenden Therapieplanes sind diese Informationen genauso wichtig wie die selber erhobenen. Überweisungen tragen so nicht nur zur Vervollständigung fehlender anamnestischer Hinweise bei, sondern schaffen Kontakt und interkollegialen Austausch. Aus zahnärztlicher Sicht sind Absprachen und Koordinationen in erster Linie mit Kieferorthopäden, Logopäden, Hals-Nasen-Ohren-Ärzten und Pädiatern wichtig. Anamnese, Befunderhebung und Therapiekoordinationen bedeuten nicht nur interdisziplinäre Zusammenarbeit, sondern dokumentieren auch den ganzheitlichen Ansatz der orofazialen myofunktionellen Therapie. Auch das Prinzip der Ko-Therapeuten in der orofazialen Muskelfunktionstherapie unterstützt die ganzheitliche Sichtweise. Unter Ko-Therapeuten werden Eltern ebenso verstanden wie Kollegen anderer Fachrichtungen. Besonders eng sind die Beziehungen der orofazialen Muskelfunktionstherapie zur Kieferorthopädie und Logopädie. Auch wenn eine eindeutige wissenschaftliche Aussage über Ursache und Wirkung bis heute nicht möglich ist, so ist eine enge wechselseitige Abhängigkeit von falschem Schluckverhalten, fehlerhafter Sprachlautbildung und Dysgnathien offensichtlich. Diese Zusammenhänge erfordern naturgemäß ein abgestimmtes Zusammenspiel aller Therapeuten. So stellt sich oft die Frage, wann zunächst erst auf einem anderen Gebiet eine Therapie erfolgen soll oder muss. Ist vorrangig die orofaziale Muskelfunktionstherapie durchzuführen, oder ist es sinnvoll, erst die kieferorthopädische Behandlung abzuschließen oder kann eine simultane Behandlung erfolgen? Wann ist die logopädische Behandlung sinnvoll? Vor, während oder nach der kieferorthopädischen Behandlung? Diese Fragen verlangen nicht nur nach interdisziplinärer Abstimmung, sondern deren richtige oder falsche Antworten entscheiden oft über Erfolg und Misserfolg langwieriger und Selbstdisziplin fordernder Behandlungen.

Die myofunktionelle Therapie oder die orofaziale Muskelfunktionstherapie, wie sie Renate und Volkmar Clausnitzer nennen und verstehen, wird aus vielen Quellen gespeist: aus deren eigenen praktischen Erfahrungen genauso wie aus den praktischen Erkenntnissen erfahrener Praktiker und aus der unendlichen Fülle internationaler und nationaler Publikationen zum Thema Muskelfunktionstherapie im orofazialen Bereich. Die Verfahren, auf die sich das Ehepaar Clausnitzer beruft, wurden von W. E. Zickefoose, R. H. Barrett, M. L. Hanson, D. Garliner, B. J. Greene, R. S. Sheppard, B. A. E. Padovan und F. Pelz systematisiert aufgebaut und basieren auf verhaltenswissenschaftlichen, lerntheoretischen und entwicklungspsychologischen Erkenntnissen. Viele Einzelübungen entstammen den Ideen von A. P. Rogers, A. Körbitz, G. Korkhaus, E. Reichenbach, H. Brückl, H. Taatz, R. Fränkel und D. Dausch-Neumann. Die Muskelfunktionstherapie verfolgt das Ziel, neue Verhaltensmuster mit Hilfe lerntheoretisch fundierter Übungsbehandlungen zu erwerben. Dem Patienten soll mit Hilfe von Muskelübungen ermöglicht werden, seine Fertigkeiten und Fähigkeiten zu erweitern. Dabei stellt die Übung ein Teilelement eines ganzen Übungsverfahrens zum Erlernen neuer Körperfunktionen dar. Das Ziel der Therapie ist der Abbau von Habits und Dysfunktionen und deren Ersetzen durch physiologische Funktionsabläufe. Es sollen korrekte Funktionen wie Schlucken, Atmen, Kauen und Sprechen stabilisiert werden. Die orofaziale Muskelfunktionstherapie ist aber mehr als nur reines Training von Fertigkeiten. Um tiefgreifende Verhaltensänderungen zu erreichen, müssen manchmal auch grundsätzliche Veränderungen der Lebensweise erfolgen. Prinzipiell werden in der Muskelfunktionstherapie drei Phasen unterschieden. In der ersten Phase werden neue Funktionsabläufe angebahnt und falsche Verhaltensmuster abgewöhnt. In der zweiten Phase werden die neuen Verhaltensmuster durch Wiederholungen und Kontrollen stabilisiert. In der dritten Phase werden die neuen Fertigkeiten automatisiert. Bezogen auf das Lernen des korrekten Schluckverhaltens könnte man die drei Lernprozesse folgendermaßen kennzeichnen:

1. Training des neuen Schluckmusters, Abgewöhnen aller fehlerhaften Abläufe.
2. Festigung des neuen Schluckreflexes beim Essen und Trinken.
3. Transfer des neuen Schluckverhaltens in die unbewußte Gewohnheit.

Die orofaziale Muskelfunktionstherapie ist ein Übungsprozess mit einem vorwiegend vom Bewusstsein gesteuerten Vorgehen.

Um die Ziele und Inhalte der orofazialen Muskelfunktionstherapie möglichst vollständig zu erreichen, muss systematisch und stufenweise vorangegangen werden. Es gilt strikt zu beachten, dass nur dann weitergegangen werden kann, wenn der vorherige Schritt erfolgreich getan ist. Dieses Prinzip gilt für alle Einzelschritte genauso wie für die einzelnen der drei Phasen. Durch Systematik und Strukturierung wird nicht nur Ordnung in die Übungsfolge gebracht, sondern die Erfolgsaussicht der Therapie erst möglich und letztlich garantiert. Das Therapieregime darf aber niemals stereotyp ablaufen, sondern muss sich den Persönlichkeitsmerkmalen des Patienten anpassen. Dies erfordert vom Therapeuten viel Menschenkenntnis, psychologisch-pädagogische Fähigkeiten, Einfühlungsvermögen, Flexibilität und Kreativität. Je umfassender die Anamnese erhoben wurde, umso leichter fällt es dem Muskelfunktionstherapeuten, individuelle Aspekte der Persönlichkeit zu erkennen und zu respektieren und im Therapieablauf nicht nur zu berücksichtigen, sondern mit einzubeziehen und sie zu nutzen. Soziale Bedingungen und soziale Beziehungen des Patienten zu kennen, erleichtert die individuelle Gestaltung der Behandlung sehr.

Die orofaziale Muskelfunktionstherapie hat als stärksten Motor die Motivation des Patienten. Das Motiv, warum ein Patient in diese Therapie kommt, entscheidet zentral über aktive, verlässliche Mitarbeit und somit über den Erfolg der Therapie. Gleichgültig, um welche Altersstufe es sich beim Patienten handelt, er muss einen Gewinn, einen Nutzen aus der Behandlung erkennen und ziehen können. So stehen zu Beginn einer Behandlung immer zuerst die Information und die Motivation. Durch sie nur kann sinnvoll Bereitschaft zur Änderung geweckt werden, die in Behandlungsbereitschaft und folgerichtig in die Therapie mündet. Aber auch während der Therapie muss es beiden, Therapeut und Patient, immer wieder neu gelingen, Verständnis und Bereitschaft für die Änderung des Problems aufzubringen. Motivation ist ein dynamischer Prozess. Diesen Prozess in Gang zu setzen und die Motivation des Patienten aufrechtzuerhalten ist eine herausfordernde und nicht immer leichte Aufgabe. Das Ziel der Behandlung muss anfangs klar definiert werden, damit der Nutzen sich klar erkennen lässt. Nicht alle Dysfunktionen sind dem Patienten bekannt. Im Rahmen einer Beratungssitzung braucht der Patient deshalb verständliche Informationen, welche Habits oder Fehlfunktionen bei ihm vorliegen. Er muss erkennen können, worin die Probleme und die Folgen liegen, wenn die Dysfunktionen nicht abgestellt werden und es muss aufgezeigt werden, welche Rolle die orale Muskelfunktionstherapie im Rahmen eines möglicherweise komplexen Behandlungskonzeptes spielt. Vor allem aber müssen auch Grenzen besprochen werden, um Frustrationen zu vermeiden. Motivation, Willen und Ausdauer sind die wichtigsten Voraussetzungen für eine verhaltensändernde und gewohnheitsverändernde Therapie. Ohne sie ist kein Erfolg möglich. Der Patient ist sein eigener Therapeut, unter Anleitung und Motivation seines Muskelfunktionstherapeuten, der im Sinne eines Trainers oder Coach figuriert. Der Therapeut steuert, bietet emotionale Sicherheit und Selbstvertrauen, der Patient gestaltet kreativ seine Mitarbeit. Motivieren heißt letztlich: den Willen zum Handeln wecken. Aber eine Startmotivation allein ist nicht ausreichend. Im Falle der orofazialen Muskelfunktionstherapie heißt dies: Der Patient soll seine fehlerhafte Funktion erkennen, sie abstellen und Sorge tragen, dass sie später nicht wieder auftritt. Vonseiten des Patienten sind hierzu viel geistiger Aufwand, Energie, Konzentrationsfähigkeit, Engagement und Willen notwendig. Sie alle aufrecht zu erhalten bedarf es stets der Remotivation, aus eigenem Antrieb, gestärkt durch die Behandlungsfortschritte und von außen durch den behandelnden Muskelfunktionstherapeuten.

Bevor die Diagnose- und Therapieinhalte beschrieben werden, soll eine weitere Definition der orofazialen Muskelfunktionstherapie, wie sie Volkmar Clausnitzer gibt, zitiert werden:
„Bei der orofazialen Muskelfunktionstherapie (OMF) handelt es sich um ein Übungskonzept im Mund- und Kieferbereich, mit deren Hilfe das Ziel angestrebt wird, von der Norm abweichende Funktionsabläufe beim Kauen, Schlucken, Sprechen sowie beim Mundschluss durch physiologische zu verdrängen, fehlende oder retardierte Funktionen in diesem Bereich anzubahnen und zu entwickeln und damit anderen Funktions- und Verhaltensabweichungen sowie organischen Schäden vorzubeugen. So strebt die orofaziale Muskelfunktionstherapie eine ausgeglichene normgerechte myodynamische Balance im erweiterten orofazialen System unter Einbeziehung der gesamten Persönlichkeit des Patienten an."

Um dieser Definition gerecht zu werden, stehen am Beginn jeder Behandlung Anamnese, Diagnose, Information und Motivation. Diese ärztlichen Aufgaben sind das Fundament, auf dem das Therapiekonzept gründen wird. Stereotypie in Anamnese und Motivation ist in der orofazialen Muskelfunktionstherapie wenig hilfreich. Das auf den individuellen Fall zugeschnittene Therapieregime ist das Ergebnis der Auswertung der umfänglich und ganzheitlich erhobenen Anamnese und der klinischen Untersuchungsbefunde. Die Dokumentation der erhobenen Anamnese- und Befunddaten ist selbstverständlich. Sie soll die Anfangsbefunde und Informations- und Motivationsinhalte festhalten. Die fortlaufende Dokumentation soll aber auch den Therapieverlauf in Einzelheiten nachvollziehbar machen. Auch in forensischer Hinsicht ist eine möglichst genaue und vollständige Dokumentation heute unerlässlich. Ein vom Arbeitskreis für Myofunktionelle Therapie (AK-MFT) entwickelter Befund- und Dokumentationsbogen erleichtert die Dokumentation der erhobenen Daten sehr und hat sich in der Praxis ausgezeichnet bewährt. Je nach Notwendigkeit gehören aber auch noch andere Unterlagen inklusive ihrer Auswertung zu einer vollständigen Dokumentation. Zum Beispiel: Fotografische Gesichts- und Mundaufnahmen, Panorama- und Fernröntgenseitenaufnahmen, Palatogramme, Situationsmodelle des Ober- und Unterkiefers, Stereognosietests, Sprechtests und Muskelstärkenmessungen mit dem *Myoscanner* nach Daniel Garliner. Je nach Fachrichtung des Muskelfunktionstherapeuten werden unterschiedliche Schwerpunkte in der Dokumentation gesetzt werden. Neben den üblichen persönlichen Daten des Patienten wird auf diesem Anamnese- und Befundbogen auch der überweisende Arzt oder Therapeut abgefragt. Unter Punkt 1: Anamnese können insbesondere Angaben zu prä-, peri- und postnatalen Auffälligkeiten und Entwicklungen aufgezeichnet werden. Von Interesse bei orofazialen Dyskinesien sind Fragen zur Dauer des Stillens, welche Flaschensauger oder Schnuller verwendet wurden, ab wann feste Nahrung gegeben wurde und welche Probleme dabei auftraten. Angaben zu Schluck- und Verdauungsproblemen, motorischen oder sprachlichen Auffälligkeiten, Lutschgewohnheiten, zur familiären Situation, zu Schule, Ausbildung und Beruf sind für das Verständnis der aktuellen Situation wichtige Hinweise. Weitere Notizen zur allgemeinen Krankengeschichte und zu speziellen zahnmedizinischen Befunden gehören genauso in eine fachgerechte Dokumentation wie logopädische Befunde und spezielle MFT-Befunde. Die MFT-Befunde sollten umfassend erhoben werden. Es interessieren insbesondere Befunde zum Aussehen der Lippen (z.B. Picard`scher Flaschenmund), Tonus, Lippenschluss, zum Saugen und zur Beweglichkeit. Das Aussehen der Zunge, die Ruhelage, der Tonus, die Form die Motilität und Sensibilität, die taktil-kinästhetische Wahrnehmung und die Stereognosie und Zungenimpressionen sind weitere Befunde, die dokumentiert werden sollten, ebenso der Wangentonus und die Wangenbeweglichkeit. Im Rahmen der MFT-Befunderhebung sind die Antworten zu Fragen, ob ein- oder beidseitige Über- oder Unterentwicklungen der Kaumuskeln vorliegen genauso relevant wie die Kenntnis, ob der Musculus mentalis überaktiv und überentwickelt ist. Diagnostisch wichtig ist die Gaumenform und ob die Rugae palatinae deutlich ausgeprägt sind oder nicht. Sehr wichtig sind Befunde zum Schluckverhalten, zur Art der Störung, ob Grimassen während des Schluckvorganges auftreten, ob die Zunge beim Schlucken sichtbar wird, ob die Zahnreihen beim Schlucken geöffnet oder geschlossen sind und ob Essen und Trinken ohne Probleme möglich ist. Fragen zur allgemeinen Ernährung und zum Zuckerkonsum sowie zu bevorzugter Aufnahme von harter oder weicher Kost runden die Reihe der Befundaufnahmen und Befunddokumentation ab.

Literatur

Clausnitzer, V. und R. (1989): Sprechfunktion, Zahn- und Kieferstellung sowie Weichteilfunktion. In: Der Sprachheilpädagoge 21, 1 – 6.

Garliner, D. (1974): Myofunctional Therapy in Dental Practice. Coral Gables, Florida.

Garliner, D. (1981): Myofunctional Therapy. Coral Gables, Florida.

Garliner, D. (1982): Myofunktionelle Therapie in der Praxis. Übers. H. Hahn, München.

Goldberger, J. M. (1978): Tongue Thrust Correction. 4. Aufl., Danville, Illinois.

Hahn, V. (1988): Myofunktionelle Therapie. Ein Beitrag zur interdisziplinären Fundierung aus der Sicht der Sprachbehindertenpädagogik. München.

Padovan, B. A. E. (1976): Die Schluckfehlfunktion. Übers. H. v. Treuenfels, Sonderdruck. Aus: Ortodontia Bd. 9, Nr. 1 und 2.

Thiele, E., Clausnitzer, R. und Clausnitzer, V. (1992): Myofunktionelle Therapie aus sprechwissenschaftlicher und kieferorthopädischer Sicht. Bd. 1. Heidelberg.

Thiele, E., Hrsg. (1992): Myofunktionelle Therapie in der Anwendung. Heidelberg.

Thiele, E., (1997): Myofunktionelle Therapie. Katalog der Übungen zur neuromotorischen Funktionsregulation.

Eine Logoneurose

Erhard Miethe, Stuttgart

Mitte Januar 1989 kommt eine 18-jährige Bäckereiverkäuferin in die phoniatrische Sprechstunde und berichtet, dass sie seit 3 Wochen nicht mehr richtig sprechen könne. Dies sei ganz plötzlich aufgetreten und sie sei dabei auch stark heiser gewesen, was sich inzwischen gebessert habe. Sie habe anfangs ein Kloßgefühl gespürt, das inzwischen wieder weg sei. Räuspern müsse sie aber weiterhin häufig. Schlucken und Essen seien ungestört.
Die Patientin raucht nicht, hat keine Allergien und nimmt keine Medikamente.

Sie erzählt weiter, dass sie vor Weihnachten zu Hause viele Auseinandersetzungen hatte und am 01.12. zu ihrem Freund gezogen sei.
Die Diagnose des HNO-Facharztes lautete: Dysarthrie.

Und wie sprach die Patientin?

Auf die Frage, wie lange sie die Störung habe, sagte sie : Eit Eitag or ei Ochen. Ate anfanga urz or Eihnachten. Obieren ormale Ätze und edda alle Örter aus.

Erst nach einiger Zeit konnte ich analysieren, was vorlag: Die Patientin ließ alle Anfangskonsonanten weg, auch Konsonantenverbindungen. Sie sprach in einfachen Sätzen, teilweise in Infinitiven. Dabei waren die Stimmeinsätze hart mit diskret spastischer Komponente. Der Sprechablauf war beschleunigt, die Sprechmelodie monoton. Frau W. soll bis zehn zählen. Sie zählt: ei, ei, ei, ier, ünf, echs, ach, eun, ehn.

Ich notierte mir zunächst: Psychogene Dyslalie mit spastischer Stimmkomponente. Wesentliche Befunde:
Bei kostalem Atemtyp ist der Stimmeinsatz sehr hart, der Stimmklang klar. Eine Tonhaltedauer ist praktisch nicht messbar, da sofort ein typisch spastischer Stimmklang entsteht und die Stimme abbricht. Die Vitalkapazität liegt im Normbereich.
Die indirekte Laryngoskopie zeigt glatte und reizlose Stimmlippen mit normaler Beweglichkeit und feiner Spaltbildung während der Phonation.

Mikrostroboskopisch sind die Bewegungsabläufe ungleichmäßig. Die Amplituden sind auch bei dieser Untersuchung massiv verkürzt und die Randkantenverschiebungen vermindert unter zusätzlicher Einengung des supraglottischen Bereiches.

Zur Therapie empfahl ich eine Logopädin, die gleichzeitig Psychologin ist.

Leider schlug dieser Ansatz völlig fehl, weil die Therapeutin zur Patientin sagte, sie solle sich nicht so anstellen und normal reden (!).
Erst in Behandlung durch einen Logopäden mit zahlreichen Zusatzausbildungen in Gesprächstherapie konnten die Hintergründe aufgedeckt werden und die Sprechstörung verlor sich allmählich.

Die Mutter der Patientin hatte sehr viel Männer-Bekanntschaften und die Tochter musste die jeweiligen Geräusche und Laute durch die Wand mit anhören. Frau W. selbst hatte eine Beziehung zu einem ihrer Onkel.

Als sie mit 15 Jahren im Bett der Großeltern schlief, wurde sie vom Großvater vergewaltigt.

Eine mit in die Therapie eingeschaltete Psychiaterin meinte, die Patientin sei kurz vor Ausbruch einer Psychose gestanden - ohne näher auszuführen, ob es sich um Schizophrenie handelte oder eine bipolare affektive Störung.

So hatte es der Patientin die Sprache partiell verschlagen – könnte man sagen.

Es hat insgesamt 3 Monate gedauert, bis Frau W. wieder störungsfrei sprechen und wieder als Verkäuferin arbeiten konnte.

Die Symptomatik kann unter die Logoneurosen eingeordnet werden. Darunter werden gerechnet:

- Autismus
- Logophobie
- Logasthenie
- hysterische Sprachstörungen.

Wird die Äußerung der Nervenärztin berücksichtigt, müsste die Symptomatik der Patientin als Dysphrasie bezeichnet werden.
Allerdings sind gerade bei den Dysphrasien Artikulationsstörungen nicht typisch.
Es treten eher Verschrobenheiten in der Sprache auf und Manierismen. Die Sprechmelodie wird dysprosodisch und steht in auffallendem Missverhältnis zur inhaltlichen Aussage. Hinzu kommen Ideenflucht und Neologismen.

Noch weniger passen sprachliche und stimmliche Symptomatik bei der Patientin zur typischen Veränderung bipolar affektiver Psychosen.

Neurotische Ausweichmanöver können auch einmal zur Flucht in eine Sprachkrankheit führen.

Dabei können auch Symptome der Aphasie, Dysarthrie oder des Mutismus auftreten.

Ätiologisch sind 2 Komponenten im Vordergrund:
Die Persönlichkeitsstruktur und Konflikte mit der Umwelt. So haben sich auch bei dieser Patientin beide Anteile zur Sprechkrankheit potenziert.

Literatur

Arnold, G. E.: (1970): Psychoneurotische Störungen der Rede: Logoneurosen. Psychotische Störungen der Sprache: Dysphrasie. In: Luchsinger, R.

und G. E. Arnold: Handbuch der Stimm- und Sprachheilkunde. Bd. 2, 3 Aufl., Wien.
Hanson, J.: (1991): Stimm- und Sprachsymptome bei Psychosen. In: Die Krankheit der Stimme - die Stimme der Krankheit. Hrsg. v. H. Gundermann. Stuttgart, 65 – 70.
Kainz, F.: (1960): Die Sprache der Geisteskranken und Geistesschwachen. In: Psychologie der Sprache. 2. Bd., Stuttgart.
Moses, P.: (1956): Die Stimme der Neurose. Stuttgart.

Über die Bedeutung der Atmung in Sprechbildung und Sprachtherapie

Margarete Saatweber, Wuppertal

1 Einführung

Sprechen, Singen, Kommunizieren – welchen Stellenwert hat hier die Atmung?

In der Kommunikation verbindet uns die Luft, die wir einatmen, ebenso, wie die Luft, die wir ausatmen und über unsere Stimme in Ton umwandeln.

Phonation ist ohne Respiration nicht möglich. Die unserer Lunge entströmende Luft wird an den Stimmlippen in Schwingungen versetzt und diese erreichen als Ton das Ohr des Anderen. Mit den Artikulationsorganen bilden wir entsprechend Geräusche, die ebenfalls mit Hilfe der Luft unser Gegenüber erreichen.

Atemdruck, Atemfrequenz, Atemvolumen, alles hat Auswirkungen auf unsere Stimme, aufs Sprechen, aufs Singen und damit auf die Kommunikation. Kurze oder lange Atembögen, Atemstütze, Atemlosigkeit, gepresster oder gestoßener Atem, unser Sprechen wird hiervon beeinflusst und wirkt positiv oder negativ auf die Zuhörer.

Die Erkenntnis, dass Atmung und Stimme in enger Beziehung zu einander stehen, hat für Stimm-, Sprech- und Sprachtherapie sowie für Stimm- und Sprechbildung zur Folge, dass das Einbeziehen der Atmung unerlässlich ist, ebenso, wie auch die Atemfunktion mit Hilfe der Stimme unterstützt und gefördert werden kann.

2 Das Konzept Schlaffhorst-Andersen

Das Konzept Schlaffhorst-Andersen basiert auf dem Wissen um die Zusammenhänge von Atmung, Stimme, Haltung und Bewegung. Diese drei Systeme stehen motorisch in enger Wechselwirkung miteinander, sowie mit emotionalen Vorgängen und vegetativen Reaktionen. Verbale und nonverbale Kommunikation ist durch Haltung und Bewegung bestimmt. Jede Einflussnahme auf körperliche und stimmliche Merkmale des Menschen hat darüber hinaus auch Auswirkungen auf seine Persönlichkeit.

Schon Clara Schlaffhorst (1863-1945), Sängerin, und Hedwig Andersen (1866-1957), Pianistin, fanden, angeregt durch das Buch von Leo Kofler (1837-1908) „The Art of Breathing“, heraus, dass alles menschliche Tun in der Ganzheitlichkeit von Körper, Geist und Seele begründet ist. Bedingt durch persönliche Erfahrungen mit sich selbst, ihrer Atmung und ihrer Stimme, begannen die beiden Frauen, neue Wege im Umgang mit Atmung, Bewegung und Stimme zu suchen und auch zu finden. So entstand 1916 in Rotenburg an der Fulda die erste deutsche Atemschule, die Schule Schlaffhorst-Andersen für Atem-, Sprech- und Gesangskunst, bekannt als „Rotenburger Atemschule“. Bis heute wurde sie weiterentwickelt zur CJD Schule Schlaffhorst-Andersen, einer dreijährigen Berufsfachschule, Ausbildungsstätte zum/r staatl. geprüft. Atem-, Sprech- und Stimmlehrer/in in Bad Nenndorf bei Hannover.

Auch heute noch richtet sich der Arbeitsansatz Schlaffhorst-Andersen auf die Entwicklung eines Gleichgewichts und einer Harmonisierung zwischen den drei Komponenten des menschlichen Wesens, zwischen Körper, Geist und Seele. Dem Konzept liegt ein positives Menschenbild zugrunde: Die “Natur in uns”, wie Clara Schlaffhorst es nannte, ist durch zivilisatorische Einflüsse aus ihrem Rhythmus gebracht. Dieser Rhythmus muss neu erlernt werden. Regeneration, nach Clara Schlaffhorst „die Wiederherstellung gesunder, natürlicher Organfunktionen“, ist eindeutig erklärtes Ziel der Arbeitsweise.

Um dies zu erreichen, wurden die sogenannten Regenerationswege entwickelt:

- die kreisende Bewegung
- die schwingende Bewegung
- die (atem)rhythmische Bewegung
- das Atmen
- das Tönen

Ziel bei der Arbeit mit den Regenerationswegen ist die Schulung und kognitive Verankerung des Körperbewusstseins für Muskeltonus, Haltung, Bewegung, Stimme, Stimmung und Atmung, sowie deren Wechselwirkungen untereinander.

Das Schwingen, ein Spiel mit dem Gleichgewicht, das regulierend und eutonisierend auf Muskeltonus und Atemfunktion wirkt, ist das Zusammenspiel der genannten Regenerationswege.

Somit sind alle methodischen Mittel und alle angewendeten Übungen nicht Selbstzweck. Sie sollen den "ganzen Menschen", seinen Körper, seinen Geist und seine Seele erreichen und entwickeln und erfolgen unter Berücksichtigung der individuellen psycho-physischen Bedürfnisse.

Eine intensive Wahrnehmungsschulung, d.h. eine Schulung der Sensomotorik, bei der die Eigenwahrnehmung gefördert wird, ist eine nicht weg zu denkende Voraussetzung für die Arbeit an Atmung, Stimme und Bewegung und ein unvermeidliches Handwerkszeug in Therapie und Prävention.

3 Die Atmung

Atmen ist eine lebenstragende Funktion. Atemkraft bedeutet Lebenskraft (Saatweber 1997, 29). Atmung verbindet Körper, Geist und Seele und spricht so den Organismus als somato-psychische Einheit an.

Atmung ist Bindeglied zwischen somatischem und vegetativem Nervensystem und nimmt hier eine einmalige Schlüsselfunktion ein. In der

Arbeitsweise Schlaffhorst-Andersen wird sie daher als vermittelnde Instanz zwischen diesen beiden Systemen genutzt.

Die Atmung soll in ihrem dreiteiligen Rhythmus von Einatmung, Ausatmung und Pause erkannt, wahrgenommen und geschult werden.

Diese Dreiphasigkeit der Atmung bedeutet, dass die kontraktilen Elemente der Atemmuskulatur abwechselnd ihre drei Funktionszustände Kontraktion, Dehnung und Lösung durchlaufen. Dieser rhythmische Ablauf der Atembewegung hat nicht nur Auswirkungen auf die Bewegung der Skelettmuskulatur (z.B. auch Artikulationsmuskulatur), sondern ist ein wichtiges Phänomen bei der Gestaltung von Sprache.

Die Erkenntnis, dass jeweils die eine Atemphase Auswirkungen auf die nachfolgende hat, so dass z. B. die Einatmung nur intensiv und ökonomisch erfolgen kann, wenn nach der vorangegangenen Ausatmung ein Lösen der Atemmuskulatur in der Pause möglich wird, ist ebenso von Bedeutung. Dies verweist auf den hohen Stellenwert der Pause innerhalb des Atemvorgangs, da durch den bewussten Umgang mit der Pause Flexibilität und Ökonomisierung der Atemmuskulatur geschult wird.

Einatemreize dienen der Intensivierung der Atmung. Ein solcher Einatemreiz wird z. B. auch über die Verlängerung der Ausatmung gesetzt. Der daraus resultierende Anstieg des Kohlendioxidgehaltes im Blut bewirkt über die Stimulierung des Atemzentrums einen vertieften Einatemimpuls. Die Ausatemverlängerung kann sowohl über einen artikulatorischen Widerstand als auch über den Einsatz der Stimme (phonatorischer Widerstand) erreicht werden.

Bei der Phonation führt die Optimierung der Atmung zur positiven Beeinflussung des subglottischen Drucks, zur Erweiterung von Atemräumen als Vorbereitung von Resonanzräumen, zur Nutzung der Atemkraft (Zwerchfellkraft) als Voraussetzung für Stimmkraft (Tragfähigkeit, Lautstärke, Belastbarkeit), kurz zur Qualitätsverbesserung der Stimmfunktion.

4 Nasenatmung

Die Wichtigkeit der Nasenatmung ist vielerorts beschrieben. Vor allem sollen die Bronchialschleimhäute durch eine intensive Reinigung, Erwärmung und Befeuchtung der Luft in der Nase geschützt werden. Der empfindlichen Schleimhaut im Kehlkopf tut eine ständige Reibung durch kalte Außenluft ebenfalls nicht gut. Auch beugt Nasenatmung Infekten vor.

Ebenso wichtig ist aber auch die Verbesserung der Zwerchfellfunktion durch Nasenatmung. Der längere Atemweg (durch die Nase) veranlasst das Zwerchfell zu intensiverer Bewegung, d.h. zu tieferer Einatmung und höherer Sauerstoffzufuhr (vgl. Struck/Mols 1999, 18).

Mundatmung statt Nasenatmung, ein weit verbreitetes Phänomen! Ursachen und Therapiemethoden geraten in Fachkreisen (z. B. bei Myofunktions- und Sprachtherapeuten) mehr und mehr ins Bewusstsein. Myofunktionsübungen, Kräftigung des orofazialen Bereichs, Saug-, Schluck-, Puste-, Blas-, Riech- und Schnüffelübungen und –spiele sind bekannt und werden vielerorts in die Kinder- (und Erwachsenen)therapie einbezogen.

Der Ansatz Schlaffhorst-Andersen sieht darüber hinaus noch einen wesentlichen Schwerpunkt in der Ausnutzung der Wechselwirkung von Atmung und Bewegung, auch Artikulationsbewegung. Die rhythmische Dreiteiligkeit der Atembewegung wird als Vorbild für die Schulung der übrigen Muskulatur gesehen. Atemverbundene Artikulationsübungen kräftigen sowohl den orofazialen Bereich als auch die Atemmuskulatur und führen ihrerseits zur Verbesserung der Nasenatmung.

5 Die Pause im Atemrhythmus

Im normalen Atemrhythmus haben wir die Abfolge von Einatmung, Ausatmung, Pause. Die Atempause folgt der Ausatmung, praktisch als ein Ausschwingen. Wir gehen davon aus, dass durch das bewusste Einhalten der Pause im Atemrhythmus Regeneration möglich wird. Was geschieht in dieser Pause?

- Die Zwerchfellmuskulatur ist gedehnt durch die elastischen Rückstellkräfte der Lunge. In den Muskelfasern werden Aktin und Myosin passiv auseinander gezogen. Da die Myofibrillen nicht aktiv kontrahieren, ist Zeit für O^2- und Nährstoffzufuhr, d.h., die „ATP-Akkus" können wieder aufgeladen werden und neue Energie steht zur Verfügung .
- Die Mm. intercostales externi befinden sich in Ruhe und erfahren die gleiche Regeneration wie die Zwerchfellmuskulatur.
- Die Atemhilfsmuskulatur sollte in der Atempause ebenfalls in Ruhe sein, so dass o.g. Regeneration eintreten kann.
- Die Lunge ist gedehnt durch die elastischen Kräfte von Thorax und Zwerchfell. (Ohne Verhaftung mit diesen würde sie wie beim Pneumothorax in sich zusammenfallen.) Allerdings ist die Dehnung in der Atempause wesentlich geringer als in der Einatmung (vgl. Lang 1998, 2).

Dieses Phänomen der Regeneration sollte über die Ruheatmung hinaus auch in der Phonationsatmung erhalten bleiben. Worin unterscheidet sich nun Ruheatmung von Phonationsatmung?

Rein zeitlich unterscheiden sie sich deutlich voneinander. Während die Phasen der Ruheatmung annähernd gleich lang sein können, ist die Ausatmung in der Phonationsatmung um ein Wesentliches länger als Einatmung und Pause.

Die durch die Phonation intensivierte Ausatmung benötigt natürlich auch eine intensivere Einatmung. Um diese angemessen vorzubereiten, brauchen wir die Pause. Hier stellt sich die Frage, ob und wie sich die Atemphasen untereinander beeinflussen.

Tatsächlich ermöglicht eine tiefe Einatmung wegen der stärkeren Vordehnung des Gewebes eine kraftvollere Ausatmung. Allerdings Vorsicht: Bei zu tiefer Einatmung ist ein zu großer Kraftaufwand nötig, um die Ausatemluft dosiert abgeben zu können, ein uns aus Stimmbildung und -therapie nur zu bekanntes Phänomen.

Phonation bedeutet immer verlängerte Ausatmung durch den Widerstand von Stimme und Artikulation. Was geschieht? Der CO^2-Gehalt im

Blut steigt, der O^2-Gehalt sinkt, der Einatemimpuls wird verstärkt, die Pause wird kürzer. (Dasselbe gilt bei erhöhtem O^2-Bedarf bei körperlicher Tätigkeit oder psychischem Stress, bzw. bei erhöhtem Sympatikotonus mit entsprechend erhöhtem Grundumsatz). Wichtig ist jedoch, dass das Phänomen Pause auch in der Leistungsatmung erhalten bleibt, um die regenerative Komponente bei zu behalten.

Im Hinblick auf die Pause ist darüber hinaus zu beachten, dass stark aktivierte Ausatemhilfsmuskulatur keine Pause und keine Regeneration mehr zulässt, da bis zur Einatmung erst einmal die Lösung dieser Ausatemmuskeln erfolgen muss. Auch daraus ergibt sich, dass wir bewusst die Einhaltung der Pause im Atemrhythmus beachten müssen.

6 Sprechbögen, Sinnbögen, Atembögen und Pausen

Jeder/s gesprochene oder gesungene Text/Lied braucht Pausen. Pausen, die dem Sprecher/Sänger zur Einatmung dienen, die den Text gestalten oder von der Melodie des Liedes vorgegeben sind und die dem Zuhörer zum Aufnehmen des Gehörten dienen.

Betrachten wir die Pause unter dem Gesichtspunkt der Einatmung. Der nach einem langen Atembogen beim Sprechen oder Singen hervorgerufene erhöhte Sauerstoffbedarf muss natürlich durch eine intensive, tiefe Einatmung ausgeglichen werden. Dies ist aber wiederum nur möglich, wenn die Bauch- und Beckenmuskulatur durch ausgeglichene Spannungsverhältnisse dem Zwerchfell keinen zu starken Widerstand entgegensetzt. Das bedeutet, dass der Spannungszustand der Gesamtkörpermuskulatur nicht nur für das Sprechen selbst, sondern auch für die Pausen verantwortlich ist.

In der Arbeitsweise Schlaffhorst-Andersen nutzen wir eutonisierende Bewegungsübungen (z.B. das Schwingen), die zur Optimierung der gesamtkörperlichen Spannungsverhältnisse beim Sprechen vorbereitend oder unterstützend eingesetzt werden können.

Jedes gestaltende Sprechen aber auch jede freie Rede erfordert vom Sprecher, Sprech- und Sinnbögen dem Inhalt der Rede bzw. dem vorgegebenen Text anzupassen. Ebenfalls müssen sie jedoch auch der eigenen Atemfunktion angepasst sein. Atembogen, Sprech- und Sinnbogen dürfen sich nicht gegenseitig beeinträchtigen oder stören. Um dies zu leisten, sollten die Pausen beachtet und unterschiedlich gestaltet werden. Das Konzept Schlaffhorst-Andersen beinhaltet hier verschiedene Formen:

Die ausschwingende Pause ist vergleichbar mit der Pause der Ruheatmung. Das Zwerchfell löst die in der Phonation langsam abnehmende Kontraktion vollständig, um in der Einatmung erneut zu kontrahieren.

Zur Vorbereitung einer regenerativen ausschwingenden Pause nutzt die Arbeitsweise Schlaffhorst-Andersen den sogenannten Nachhauch.

Nachhauch bedeutet, dass am Ende eines Phonationsbogens die Artikulationsstellung beibehalten wird, jedoch die phonatorische Enge sowie die Artikulationsspannung gelöst wird. Die Restluft, die nicht mehr in Klang oder Geräusch umgesetzt wird, entweicht durch den Mund, bei Nasalen durch die Nase (vgl. Schümann 1991, 138 ff.).

Die durch den Nachhauch erreichte Weitung des Ansatzrohres führt zu einer günstigen Einstellung des Kehlkopfeinhängemechanismus für den nächsten Stimmeinsatz.

Aber nicht immer lässt uns Text, Lied oder auch freie Rede die Zeit zur ausschwingenden Pause. Dann brauchen wir die abfedernde Pause mit der reflektorischen Luftergänzung.

Die abfedernde Pause bedeutet ein prägnantes, impulshaftes Aufheben des Stimmbandschlusses am Ende des Phonationsbogens durch einen auslautenden Konsonanten (insbesondere Explosivlaut) oder Vokal. Dabei kommt es zu gleichzeitiger Lösung des intrathorakalen Druckes, so dass die Luft reflexartig einströmen kann (reflektorische Luftergänzung) (vgl. Coblenzer/Muhar 1987, 69 ff.).

Beim Singen gibt die Musik die (Atem)bögen vor. Da aber gerade das Singen durch lange Atembögen und intensive Luftabgabe die Atmung stark fordert, muss hier besonderer Wert auf die Pause im Atemrhythmus und die Einatmung gelegt werden.

Das Ziel muss also ein langsam steigendes Zwerchfell sein, das eine dosierte Luftabgabe ermöglicht, und damit wiederum Voraussetzung ist für evtl. notwendige reflektorische Luftergänzung und regenerative Atempause. Auch hier schließt sich wieder der Kreislauf der einander folgenden Atemphasen, von denen immer die eine die nachfolgende beeinflusst.

7 Atemfluss und Sprechfluss

Wie bereits erwähnt, bedeutet jede stimmliche, sprachliche Äußerung ein Fließen der Atmung. Der Atemstrom transportiert den Schall und macht Sprache für das Gegenüber verständlich. Um so mehr sind wir als Zuhörer irritiert, wenn dieser Fluss unterbrochen ist, wie z.B. beim Stottern, bei spastischen (spasmodischen) Dysphonien oder manchmal sogar bei aphasischen oder dysarthrischen Störungen. Aber auch (sprach)gesunde Sprecher können durch stockende Sprechweise den Zuhörer arg belasten und letztendlich gefährden sie alle den sicheren Empfang ihrer sprachlichen Botschaft beim Gegenüber.

Welche Bedeutung hat nun hier die Atmung und wie kann ihre Funktion hilfreich eingesetzt werden?

Betrachten wir beispielhaft die Atmung des Stotternden. Stottern, wodurch auch immer ausgelöst, bedeutet Stress für den Sprecher. Daraus ergibt sich, dass Stottertherapie u.a. eine Anti-Stress-Therapie ist. Dies betrifft im besonderen Maße die Reaktionen der Atmung. Stresssituationen erhöhen die Atemfrequenz und führen zu flacher, stockender und hastiger Atmung. Der vermehrte Sauerstoffbedarf kann in der Regel nicht durch eine Vertiefung der Atmung ausgeglichen werden, da der Stress gleichzeitig zu erhöhtem Muskeltonus der Bauch- und Beckenmuskulatur führt und damit zu einer Behinderung der Atembewegung.

Hier setzt das Konzept Schlaffhorst-Andersen mit der Eutonisierung der behinderten Muskelgruppen an, was - in Anbetracht der komplexen Funktionsketten der Skelettmuskulatur - Arbeit am Gesamtkörpertonus über die o.g. Regenerationswege (kreisende und schwingende Bewegungen oder das „Schwingen") bedeutet (vgl. Saatweber 1993, 353 ff.).

Hinzu kommen atemvertiefende Übungen, die entweder über Bewegungen direkt auf die Atemmechanik einwirken oder über das Setzen von Einatemreizen indirekt über das Atemzentrum zu einer Atemvertiefung führen (siehe oben).

Der Regenerationsweg der rhythmischen Bewegung zielt auf die Arbeit am individuellen dreiteiligen Atem- und Bewegungsrhythmus. Übungen zur Wahrnehmung und Verlängerung der Atempause dienen dem Spannungsabbau und der Flexibilität der Atemmuskulatur sowie der Ökonomisierung ihrer Arbeit. Sie können durch atemrhythmisch ausgeführte Bewegungen auch auf andere Muskelgruppen, z. B. die Sprechmuskulatur, übertragen werden.

Darüber hinaus führt eine eutone, flexible Körperspannung zu eutoner Atem- und Stimmspannung (und umgekehrt), was wiederum Voraussetzung für einen ungestörten Sprechablauf ist. Allein das Erleben der Atempause in einer ruhig fließenden Atmung gibt Sicherheit und fördert die Bereitschaft zur sprachlichen Darstellung. Hat der Stotternde gelernt, den Mut zu haben, den Einatemimpuls nach einem Sprechbogen wirklich abzuwarten, und die Erfahrung gemacht, dass auch der Zuhörer eine Atempause mitträgt und nicht „aussteigt", so wird dieses Gefühl ihn auf die Dauer begleiten. Er wird vom überhasteten Sprechen mit der Gefahr des Hängenbleibens oder Wiederholens Abstand nehmen können und zu einer fließenden, von angemessenen Atempausen durchsetzten Sprechweise kommen, die umgekehrt wieder personale Sicherheit verleiht.

Die Arbeitsweise Schlaffhorst-Andersen beinhaltet spezielle Bewegungsformen, die Atem-, Stimm- und Sprechfluss unterstützen und in der Therapie wie in der Stimm- und Sprechbildung gleichermaßen erfolgreich einzusetzen sind: Die Atemschriftzeichen.

,,Neu an der Arbeit mit den von mir gefundenen Zeichen ist die Verbindung von Atem, Ton und Wort mit einem Bild, dessen Linien gezeichnet werden und die belebend auf Atmung und Stimme zurückwirken. Diesen Zyklus von kreisenden, schwingenden und rhythmisch bewegten Bildern nennt man heute „Atemschriftzeichen" (Schümann 1991, 11).

Gertrude Schümann hat eine Vielzahl mehr oder weniger komplizierter Zeichen geschaffen, die alle dazu dienen, Atmung und Stimme anzuregen und positiv zu beeinflussen. Das einfachste Zeichen ist der Kreis. Dann gibt es z.B. das Schiffchen oder das Atemmännchen (Saatweber in Böhme 2001, 183).

8 Atmung und Stimme

Über die Verbindung von Atmung und Stimme ist viel geschrieben und gesagt worden und niemand wird die Abhängigkeit der Stimmfunktion von der Atmung bezweifeln.

Was bedeutet im Konzept Schlaffhorst-Andersen nun die Atmung für Stimmtherapie und Stimmbildung?

Die Funktion der Atemmuskulatur ist verantwortlich für den subglottischen Druck, ein Teil der Atemräume sind Resonanzräume und Atemkraft/Zwerchfellkraft beeinflusst Stimmkraft. Die Wechselwirkung zwischen Atem-, Stimm- und Artikulationsspannung ist evident.

Tönen, der fünfte Regenerationsweg nach Schlaffhorst-Andersen, führt über die „Durchlässigkeit" des Organismus und die Eutonisierung der Muskulatur dazu, dass die im Ansatzrohr erzeugten Stimmschwingungen sich als Vibrationen im gesamten Organismus ausbreiten, wodurch eine Klangveränderung/-verbesserung hervorgerufen wird. So können die Resonanzräume optimal genutzt werden.

Einen besonderen Stellenwert im Konzept Schlaffhorst-Andersen hat die Arbeit an den Lautfunktionen. Die flexible Beweglichkeit und das fein aufeinander abgestimmte Zusammenspiel der beweglichen Teile des Ansatzrohres sind notwendig, um Laute zu formen. Die physiologische Einstellung und Bewegung von Lippen, Kiefer, Zunge und Gaumensegel, deren ständiges Wechselspiel und Ineinandergreifen von Spannung, Abspannung und Lösung bei der Lautbildung haben, gezielt eingesetzt, ordnende Rückwirkung auf den gesamten Organismus, so auch auf die Atmung, was der Phonation wiederum dienlich ist.

Um für Patienten mit unterschiedlichen Störungsbildern adäquate Therapiekonzepte entwickeln zu können, muss der Therapeut die Auswirkungen der einzelnen Laute auf den Organismus kennen, besser noch, sie selbst erlebt haben (Saatweber in Böhme 2001, 183).

Lautfunktionsarbeit bietet sich jedoch ebenfalls in Stimm- und Sprechbildung an, da auch hier die ordnende Rückwirkung auf den Organismus über die Funktion der Atmung zur Verbesserung von Tragfähigkeit, Lautstärke und Belastbarkeit der Stimme führt.

Grundsätzlich geht es in der Stimmschulung und -therapie nach Schlaffhorst-Andersen darum, eingefahrene, einseitige und unökonomische Bewegungsmuster, die dann auch mit entsprechenden einseitigen Verhaltensweisen auf der Ebene der Kommunikation einher gehen, zu modifizieren und um neue zu erweitern und so den psychophysischen Ausdruck des Menschen zu beeinflussen. Die Atmung wird hier als vermittelnde Instanz genutzt.

9 Zusammenfassung

Die Bedeutung der Atmung für Sprechbildung und Sprachtherapie ist evident. Atmung wahrnehmen, Atmung schulen, Atmung kräftigen, rhythmisieren und intensivieren bleibt Auftrag und Herausforderung.

Wir leben in einer Zeit, in der natürliche Verhaltensweisen mehr und mehr in den Hintergrund geraten. Zivilisatorischer Fortschritt, Technik, Medien, Mobilität und vieles mehr bestimmen unser Leben und veranlassen uns allzu oft, „die Luft anzuhalten“ oder „den Atem stocken zu lassen“.

„Ich lebe nicht, um zu singen, ich singe, um zu leben!“ Dieses Wort von Clara Schlaffhorst will sagen, dass Singen, der Einsatz der Stimme, zum Leben, zu physisch-psychischem Sein verhilft. Die Atmung spielt dabei eine wesentliche Rolle!

Literatur:

Coblenzer, H. und Muhar, F. (1986): Atem und Stimme. Wien.
Lang, A. (1998): Der Nachhauch. Unveröffentlichtes Manuskript, Hannover.
Saatweber, M. (1993): Der Faktor Stimme in der Stottterertherapie. Stottern, Tagungsbericht, Münster 1993. DBL, DGPP. Ulm.
Saatweber, M. (1997): Einführung in die Arbeitsweise Schlaffhorst-Andersen. Idstein.
Saatweber, M. (2001): In: Böhme, G. (Sprach-, Sprech-, Stimm- und Schluckstörungen, Band 2: Therapie, 3. Auflage. München.
Schümann, G. (1991): Die Atemschriftzeichen. Wilhelmshaven.
Struck, V. und Mols, D. (1999): Atem-Spiele. Dortmund.

Therapie der Laryngealen Amyloidose

Petra Schelhorn-Neise und Susanne Zimmermann, Jena

Zum Erkrankungsbild der Laryngealen Amyloidose

Bei der selten auftretenden Amyloidose handelt es sich um eine extrazelluläre Ablagerung von unlöslichen Proteinen (Amyloiden). Diese Ablagerung tritt lokal oder generalisiert auf. Das Amyloid ist gekennzeichnet durch eine Blaufärbung nach Kontakt mit Jod und verdünnter Schwefelsäure sowie einer grün-gelblichen Doppelbrechung im polarisierten Licht (nach Kongorotfärbung). Elektronenmikroskopisch zeigt sich ein Geflecht unverzweigter Fibrillen einheitlicher Sekundärstruktur (Herold 1991). Nach dem klinischen Erscheinungsbild der Amyloidose unterscheidet man eine generalisierte und eine lokalisierte Form. Die generalisierte Amyloidose untergliedert sich in eine primäre (ohne Grunderkrankung), sekundäre (Ablagerung von Amyloidprotein in Leber, Milz, Niere, Nebenniere, Magen-Darm-Trakt) und eine familiäre Amyloidose. Die lokalisierte Amyloidose untergliedert sich in den endokrinen (Schilddrüse, Pankreas), den senilen (Gehirn, Herz) und den Haut- bzw. Kopf-Hals-Typ (Mc Alpine et al. 1964; Simpson II et al. 1984). Biochemisch unterscheiden sich die Amyloide in ihrer Aminosäuresequenz und ihrer Antigenität, wonach das Amyloid benannt wird (Heinritz et al. 1994). Die Amyloidablagerungen können alle Gewebearten betreffen (Cohen 1967; Cohen 1981). Sie führen zu einer Funktionsstörung der betroffenen Organe. Sowohl die primäre als auch die sekundäre Form tritt im oropharyngealen Bereich auf. Bei der primären Form kann es z.B. zu diffusen Amyloidablagerungen in der Mundhöhle (z.B. Zunge, Lippe, Wangenschleimhaut) kommen (Hoefert et al. 1999). Bei der sekundären Amyloidose tritt, im Gegensatz zur lokalisierten

Amyloidose, ein Vorkommen im oropharyngealem Bereich seltener auf (Madani et al. 1991). Laut Heinritz, Kraus und Iro findet man bei einer generalisierten Amyloidose (primär, sekundär, familiär) im Kopf-Hals-Bereich bei allen Formen geringe Amyloidablagerungen, diese sollen aber selten zu klinisch relevanten Pseudotumorbildungen im Kopf-Hals-Gebiet führen (Heinritz et al. 1994).

Das Amyloid L (es existieren biochemisch gesehen insgesamt 5 Amyloidgruppen (Heinritz et al. 1994)) lagert sich bevorzugt im oberen Respirationstrakt ab, wobei der Larynx am häufigsten befallen ist (Herberhold et al. 1995). Außerdem finden wir eine Lokalisation im Zungengrund, in den Speicheldrüsen, in den Nasennebenhöhlen und im Pharynx (Herberhold et al. 1995). Die Häufigkeit der isolierten Amyloidose in Bezug auf die benignen Erkrankungen des Larynx beträgt unter 1 % (Mitrani et al. 1985). Die Veränderungen im Larynx imponieren entweder als umschriebene, noduläre oder höckrige gelbliche Gebilde unter intakter Schleimhaut bzw. als diffuse Schwellung (Herberhold et al. 1995). Laut dem Literaturstudium (Holinger et al. 1950) wird innerhalb des Larynx am häufigsten die Stimmlippe, der Morgagnische Ventrikel befallen, gefolgt vom Taschenband, den aryepiglottischen Falten und dem subglottischen Raum. In Abhängigkeit von der Lokalisation und der Größe des Tumors im Larynxbereich treten unterschiedliche Symptome auf. Diese reichen von Heiserkeit, Atemnot, Dysphagie, Hämoptysis bis zur Missempfindung im Larynx. Laryngoskopisch finden wir die oben beschriebenen Schleimhautveränderungen. Die Sicherung der Diagnose erfolgt über die Histologie, ergänzend kann in einigen Fällen eine Magnetresonanztomographie (T_2 gewichtet) durchgeführt werden. Zum Ausschluss einer systemischen Amyloidose sollte nach histologischer Sicherung des lokalen Befundes eine internistische Durchuntersuchung erfolgen (einschließlich der Rektum- und Abdominalfettbiopsie).

Ein Übergehen einer lokalisierten Amyloidose aus dem HNO-Bereich in eine generalisierte Form wurde bisher nicht beobachtet (Heinritz et al. 1994). Das lokalisierte Amyloid ist zwar ein langsam wachsender benigner Tumor, es kann aber bei einem Vorkommen im Larynx oder Pharynx zu Dyspnoe und spontanen Blutungen aus dem gut vaskularisierten Amyloidtumor kommen, weshalb ein chirurgisches Vorgehen immer angezeigt ist, d.h. die chirurgische Resektion stellt bei Hals-Kopf-Lokalisation die Therapie der Wahl dar (Iro et al. 1993; Metternich et al. 1998). Das therapeutische Vorgehen ist dabei immer minimal invasiv und funktionserhaltend.

Trotz dieser Vorgehensweise ist bei einem Befall der Glottisebene, des subglottischen Bereiches bzw. der supraglottischen Strukturen eine Beeinträchtigung der Stimmfunktion nicht immer auszuschließen. Bei einem Befall dieser Strukturen kommt es häufig zu Glottisschlussinsuffizienzen bei der Phonation bzw. zu Narbenbildungen, die das Schwingungsverhalten der Stimmlippen bei der Phonation beeinträchtigen.

Anhand von zwei Beispielen soll hier die Bedeutung einer begleitenden und ergänzenden Stimmtherapie bei einer lokalisierten Amyloidose des Larynx dargestellt werden.

Im ersten Fall handelt es sich um eine 54-jährige Gymnasiallehrerin. Sie gab eine seit einem Jahr bestehende Heiserkeit bei der Erstkonsultation an. Anamnestisch ist noch eine vor 2 Jahren durchgeführte Strumektomie bei Struma diffusa zu erwähnen. Laryngoskopisch zeigte sich bei der Erstuntersuchung eine geringgradige subglottische Schwellung beidseits bei sonst regelrechtem Kehlkopfbefund. Stroboskopisch (210 Hz) ließen sich verkürzte Amplituden beidseits, ein vollständiger Glottisschluss und das Einspringen der supraglottischen Strukturen bei Phonation nachweisen. Das Schwingungsbild war unregelmäßig. Da die Schwellung des subglottischen Bereiches zunächst sehr gering war, wurde auf eine Gewebsprobe verzichtet. Die Erkrankung wurde zum damaligen Zeitpunkt als eine organische Dysphonie unklarer Genese mit hyperfunktioneller Überlagerung eingeschätzt. Es schloss sich eine Stimmtherapie zum Abbau der hyperfunktionellen Überlagerung und zur Optimierung des Schwingungsverhaltens der Stimmlippen an. Die Therapie erstreckte sich über 1 Monat.

Zum Abschluss der Therapie verbesserten sich die Stimmdynamik, der Stimmklang und die Leistungsfähigkeit. Die Patientin konnte ihre Tätigkeit als Gymnasiallehrerin zunächst für ein weiteres Jahr aufnehmen.

Nach einem Beobachtungszeitraum von 15 Monaten kam es zu einer Zunahme des subglottischen Befundes, der zu einem erheblichen Anstieg des subglottischen Druckes bei der Phonation führte. Stroboskopisch zeigte sich ein unregelmäßiges Schwingungsbild mit stark verkürzten Amplituden beidseits.

Zur Abklärung des Organbefundes wurde eine laserchirurgische Abtragung vorgenommen. Die histologische Aufarbeitung des Materials ergab die Diagnose einer Amyloidose, eine systemische Form konnte anhand der internistischen Durchuntersuchung ausgeschlossen werden.

Nach Abtragung des subglottischen Polsters beidseits verbesserte sich der Stimmklang. Auf Grund der Narbenbildung und der daraus resultierenden Beeinträchtigung des Schwingungsverhaltens der Glottis konnte die Patientin jedoch nicht mehr in ihren alten Beruf als Gymnasiallehrerin zurückkehren.

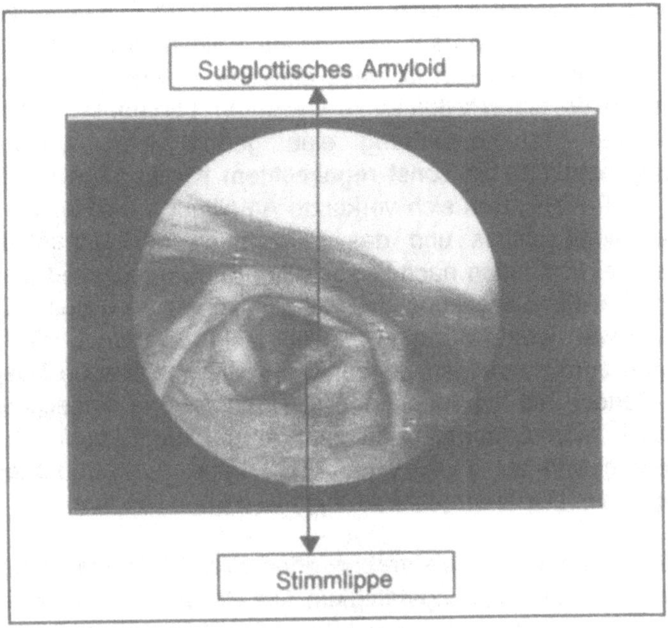

Abb 1: Laryngoskopisches Bild der Glottis mit subglottischem Amyloid-Polster

Bei dem zweiten Fall der lokalen laryngealen Amyloidose handelt es sich um ein Rezidiv im Bereich der Stimmlippen und Taschenfalten beidseits. Durch den nach der Abtragung des Amyloidgewebes entstandenen Substanzdefekt und die Narbenbildung kam es zu einem unvollständigen Glottisschluss und nur noch zu vereinzelt auftretenden unregelmäßigen Amplituden der linken Stimmlippe sowie zu einem stroboskopischen Stillstand der rechten Stimmlippe.

Stimmtherapeutische Intervention bei Patienten mit Laryngealer Amyloidose

Nicht nur die operative Abtragung der Amyloidstrukturen auf und am Stimmband können der Verbesserung des Schwingungsverhaltens der Stimmlippen dienen, auch die stimmtherapeutischen Möglichkeiten müssen ausgeschöpft werden. Dabei sind zwei Ziele zu verfolgen. Zum einen muss an einer Optimierung des Glottisschlusses gearbeitet werden und zum anderen sollte der Versuch unternommen werden, die Schwingungsfähigkeit der betroffenen Stimmlippen zu verbessern. Das heißt, es kommen sowohl Übungen zum „Annähern" der Stimmlippen als auch Übungen zur Aktivierung und zur Förderung der Stimmlippenmuskelaktivität der einzelnen Stimmlippen zum Einsatz.

Bei den zwei oben beschriebenen Patientinnen führten wir eine Intensivübungstherapie durch. Jede Patientin kam täglich für 45 Minuten zur Einzelstimmübungsbehandlung. Beide Patientinnen übten zudem zusätzlich ein- bis mehrmals täglich zu Hause mit Hilfe von Tonbandmitschnitten aus der täglichen Behandlung und schriftlichem Übungsmaterial. Bei den Mitschnitten auf Tonbandkassette handelt es sich um Aufnahmen, bei denen die Therapeutin das Aufnahmemikrophon trug, aber auch die Stimme der Patientin zu hören war. Jede Übung wurde von der Therapeutin in voller Länge und Intensität demonstriert und von der Patientin so gut wie möglich imitiert. Zu Beginn jeder neuen Therapiesitzung wurde über die Übung zu Hause gesprochen, Probleme erläutert und die Sinnhaftigkeit der Übungen noch einmal dargestellt.

Die ersten Sitzungen beinhalteten noch relativ umfangreiche Erläuterungen zum stroboskopischen Bild, den Auswirkungen der Eiweisseinlagerungen auf das Schwingungsverhalten der Stimmlippen sowie die

Ziele der Therapie. Dass dabei auch auf die Prognose und die Limitierung auf Grund der Grunderkrankung eingegangen werden musste, beugte Frustrationen vor, setzte jedoch auch besondere Energien frei, die den Übungsprozess unterstützten. Besonders die zweite Patientin offerierte eine Intensität als Ausdruck des Trotzes und Nichtakzeptierens der Dysphonie an den Tag. Die dabei freigesetzte Energie leistete einen wesentlichen Beitrag zur Verbesserung des Glottisschlusses.

Zunächst musste bei der erstbeschriebenen Patientin jedoch ein Abbau der hyperfunktionellen Phonation betrieben werden. Ziel war die positive funktionelle Beeinflussung des subglottischen Polsters, welches das Schwingungsverhalten der Stimmlippen deutlich negativ beeinträchtigte. Dies konnte allein durch Reduzierung der Presstendenz erreicht werden. Dabei kamen die bekannten, die Stimmlippen lockernden und die weiche Phonation fördernden Übungen zum Einsatz.

Die Schwierigkeit bei den Behandlungen bestand nun weiterhin darin, bei der Kräftigung allein die Glottisebene zu aktivieren, ohne bei der erstgenannten Patientin wieder das subglottische Polster zu provozieren. Hierfür genügte es nicht, einfach planlos Übungen zur Aktivierung der Stimmlippen durchzuführen. Vielmehr mussten wir auch auf die Rolle der Taschenbänder eingehen, deren Lage bewusst machen und die Empfindung für den Taschenbandeinsatz wecken, ohne ihn zu fördern. Dies hier schriftlich zu demonstrieren ist ausgesprochen schwierig. Beide Patientinnen hatten kompensatorisch bereits einen starken Taschenbandeinsatz entwickelt. Über Übungen zur Weitung des Istmium faucium zur Gähneinstellung aber auch zum spezifischen Ansprechen der Glottisebene durch Ventil- und Vokaleinsatzübungen konnte die Empfindung sowohl für den als erwünscht zu bewertenden Stimmlippeneinsatz als auch den als unerwünscht zu bewertenden Taschenbandeinsatz verstärkt werden.

Da hier nicht alle durchgeführten Übungen beschrieben werden können, wollen wir beispielhaft einige besonders effiziente Übungen näher vorstellen.

Zum einen sind da die Übungen zur Verbesserung des Glottisschlusses, die übrigens alle im Stehen ausgeführt werden.

Bei einer Übung werden beide Handballen drei- bis viermal kräftig aufeinander gedrückt. Gleichzeitg wird auf einem relativ tief phonierten Vokal mit leicht gehauchtem Stimmeinsatz Stimme mit starkem dynamischen Akzent gebildet. Deutlich ist hier die Verbesserung des Stimmlippenschlusses zu hören.

Bei einer weiteren Übung ist Vorstellungskraft gefragt. Dabei wird ein imaginärer Griff, der mit einem sehr dicken Gummiseil verbunden ist, kräftig von unten mit der Hand umfasst und mit starker Armmuskelanspannung an den Körper herangezogen. Dabei wird einmal laut auf angehauchtem Vokal gedehnt phoniert.

Auch über die Vorstellung, an einer Reckstange zu hängen, sich hochzuziehen und darüber hinwegzuschauen, lässt sich bei gleichzeitig gedehnter Vokalphonation eine Verbesserung des Glottisschlusses bei häufigem Üben herstellen.

Auch die Lassoübung ist sehr effizient. Dabei wird mit ausgestrecktem Arm ein imaginäres Lasso mit rhythmischer Akzentuierung über dem Boden in kreisender Bewegung geschwungen und simultan ein angehauchter Vokal ebenfalls rhythmisch akzentuiert phoniert.

Alle Wurf- und Stoßübungen brachten keinen besseren Stimmklang mit sich. Die gespannte eine Stimmlippe und die eingeschränkt schwingende andere Stimmlippe werden bei diesen Übungen eher auseinander „geworfen“.

Im jeweils zweiten Teil der Übungsstunde wurde an der Stimmlippenschwingungsfähigkeit selbst gearbeitet. Ausgedehnte Intonationsübungen auf wechselndem dynamischen Niveau wirkten dabei „massierend“ auf die Stimmlippen ein. Die gespannten Stimmlippen erfahren durch den wechselnden subglottischen Luftdruck eine sanfte, man kann fast sagen taktile Anregung. Diese Übungen wurden nach den kräftigen Vorgängerübungen als sehr angenehm empfunden. Verständlicherweise ist besonders bei Vokalen das akustische Ergebnis besser. Denn jeder weitere orale Verschluss führt zu einer Energieverlagerung weg von der Glottisebene.

Ähnlich wirksam sind auch Schwelltonübungen, die zudem den positiven Effekt besitzen, dass sie unmissverständlich aufzeigen, bei welchem subglottischen Druck die wichtige Sogwirkung auf die Stimmlippen aufhört und zu viel Luftdruck zum „Auseinanderschlagen" der Stimmlippen führt.

Beim Transfer in die gesprochene Sprache führt der Umweg über zunächst Silben- und Wortproduktionen, weiter über kleine Wortgruppen zu letztendlich ganzen Sätzen. Diese Etappen erlauben das allmähliche Anpassen des Luftstromvolumens an die zunehmende Phonationsdauer und die Umstellung auf kleinere als die gewöhnlichen Atem-Sinneinheiten.

Nach dieser nur angerissenen Vorstellung einiger Übungen muss hervorgehoben werden, dass beide Patienten hoch motiviert waren und täglich intensiv geübt haben. Sowohl die Auswahl der Übungen als auch das häufige Üben sorgten letzten Endes bei beiden Patientinnen zu einer deutlichen Verbesserung des Stimmklanges. Die Verhauchungen nahmen ab, der Ton wurde voller, die Stimme kräftiger, die Atem-Sinneinheiten länger und die Stimme belastungsfähiger.

Auch wenn die Patientinnen zukünftig weitere Schwierigkeiten bei der Stimmbildung aufgrund der Grunderkrankung bekommen werden, so sind doch beide wesentlich kompetenter darin geworden, mit den stimmlichen Problemen umzugehen, kleinere Defekte stimmphysiologisch zu kompensieren und geschickter mit den Schwingungseinbußen der Stimmlippen umzugehen, sozusagen das Beste aus sich herauszuholen.

Zusammenfassung

Von funktioneller Seite betrachtet, beinhaltet die Therapie einer lokalen laryngealen Amyloidose nicht nur ein minimal invasives Vorgehen vom Operateur, sondern sie beinhaltet auch die Möglichkeit einer stimmtherapeutischen Rehabilitation in Abhängigkeit von den postoperativen Verhältnissen. Die Stimmübungsbehandlung sollte daher bei jedem Auftreten einer Larynxamyloidose als wesentlicher Baustein in der Kette der Therapie gesehen werden.

Literatur:

Cohen, A.S. (1967): Amyloidosis. In: New. Engl. J. Med. 277, 522-530, 574-583, 628-638.

Cohen, A.S. (1981): An update of clinical, pathologic and biochemical aspects of amyloidosos. In: Int. J. Dermato.l 20, 515-530.

Heinritz, H., Kraus, Th. und Iro, H. (1994): Lokalisierte Amyloidose im Kopf-Hals-Bereich. In: HNO 42, 744-749.

Holinger, P. H., Novak, F. G. und Johnston, K. C. (1950): Tumors of the trachea. In: Laryngoscope 60, 1086-1090.

Hals (1995) Hrsg.: C. Herberhold. Bd. 3 Oto-Rhino-Laryngologie in Klinik und Praxis, Hrsg.: H. H. Naumann u. Mitarb.. Stuttgart / New York.

Innere Medizin (1991). Hrsg.: G. Herold. Köln.

Hoefert, S., Schilling, E., Philippon, S. und Evfinger, H. (1999): Amyloidose der Zunge als diagnostisch richtungsweisende Manifestation des Plasmozytoms. In: Mund Kiefer Gesichts Chirurgie 3, 46-49.

Iro H. und Hosemann, W. (1993): Minimally invasive surgery in otorhinolaryngology. In: Eur. Arch. Otorhinolaryngol. 250, 1-10.

Madani, M., Harwick R. D. und Chen, S. Y. (1991): Amyloidosis of the oral cavity - report of five cases. In: Compend. Continv. Educ. Dent. 12, 336-342.

Mc Alpine, J. C. und Fuller, A. P. (1964): Localized laryngeal amyloidosis - a report of a case with a review of the literature. In: J. Laryngol. Otol. 78, 296-314.

Metternich, F. U. und Brusis, T. (1998): HNO-chirurgische Therapie der oropharyngealen Amyloidose. In: Laryngo Rhino Otol. 77, 231-234.

Mitrani, M. u. H. F. Biller (1985): Laryngeal amyloidosis. In: Laryngoscope 95, 1346-1347.

Ryan, R. E., Pearson, B. W. und Hyams, V. J. (1977): Laryngeal amyloidosis In: Trans. Am. Acad. Ophtalmol. Otolaryngol. 84 (5) 872-877.

Simpson II, G. T., Skinner, M., Strong, M. S. und Cohen, A. S. (1984): Localized amyloidosis of the head and neck and upper aerodigestive and lower respiratory tracts. In: Ann. Oto Rhinol Laryngol. 93, 374-379.

Zentrale Verarbeitung auditiver Informationen bei Kindern mit Sprachentwicklungsstörungen

Waldemar von Suchodoletz, Ruth Uwer, Beate Sabisch und Elisabeth Glass, München

1 Sprachentwicklungsstörung und auditive Wahrnehmung

Sprache kann sich nur entwickeln, wenn Kinder akustische Signale ungestört wahrnehmen. Taube Kinder bleiben stumm. Eine genaue Analyse auditiver Informationen ist sowohl für das Sprachverständnis als auch für die Sprachproduktion erforderlich. Insbesondere für korrektes Sprechen ist eine Auflösung der Höreindrücke in einzelne Phoneme Voraussetzung. Im Sprachverstehensprozess hingegen können undeutlich wahrgenommene akustische Signale ergänzt werden, indem Informationen aus dem Kontext verwertet und Erwartung und Vorwissen in den Analyseprozess einbezogen werden. Es erscheint somit plausibel, dass bei Kindern mit Defiziten auditiver Wahrnehmungsprozesse sowohl rezeptive als auch expressive Sprachstörungen auftreten können.

Seit den siebziger Jahren geht insbesondere die Arbeitsgruppe um Tallal Fragen nach der Bedeutung auditiver Wahrnehmungsschwächen für die Pathogenese von Sprachentwicklungsstörungen nach. In Untersuchungen sprachgestörter Kinder zeigte sich, dass diese Schwierigkeiten haben, akustische Signale ausreichend sicher zu differenzieren, während im visuellen Bereich keine Auffälligkeiten beobachtet wurden (Tallal und Piercy 1973). Elliot et al. (1989) gelang es anhand von Ergebnissen in einer Testbatterie zur Überprüfung der auditiven Wahrnehmungsfähigkeit, je zweihundert sprachgestörte und sprachlich unauffällig entwickelte Kinder mit einer großen Trefferquote richtig zuzuordnen. Wie weitere Studien ergaben, werden auditive Wahrnehmungsschwächen insbesondere dann deutlich, wenn schnell hintereinander angebotene akustische Signale erkannt werden sollen (Wright et al. 1997). Somit scheint bei sprachentwicklungsgestörten Kindern insbesondere die Fähigkeit eingeschränkt zu sein, akustische Signale in ihre zeitlichen Sequenzen aufzulösen. Neben Defiziten bei der zeitlichen Analyse auditiver Informationen wurden mehrfach modalitätsspezifische Schwächen im Bereich der auditiven Merkfähigkeit beschrieben (Gathercole und Baddeley 1990, Amorosa 1997).

2 Auditive Wahrnehmungsprozesse

Die auditive Wahrnehmung erfolgt in hierarchisch angeordneten Schritten. Im Innenohr werden durch Schallwellen hervorgerufene Luftdruckschwankungen als neuronale Impulse codiert und diese über die Hörnerven zu Nervenzellansammlungen im Hirnstamm weiter geleitet. Die Codierung im Innenohr entspricht weitgehend den physikalischen Schalleigenschaften. Aber schon an der ersten Umschaltstelle im Hirnstamm verändert sich der Charakter der Information durch Unterdrücken von Störreizen und Hervorheben wesentlicher Merkmale u. a. durch die Erregung spezifischer Nervenzellen.

Die neuronalen Signale werden im Hirnstamm über mehrere Schaltstellen, bei gleichzeitigem Austausch der Sinneseindrücke zwischen der rechten und linken Seite, zum primären akustischen Kortex im Schläfenhirn weiter geleitet. Von dort aus wird die Information an größere Bereiche der Hirnrinde, insbesondere sekundäre akustische Areale, verteilt (Prinzip der divergenten Weiterleitung). Im sekundären akustischen Kortex lassen sich spezifische Regionen für die Wahrnehmung von Geräuschen und Sprache abgrenzen. Die akustischen Rindenfelder beider Hemisphären unterscheiden sich hinsichtlich ihrer funktionellen Bedeutung. Während in der linken Hemisphäre semantische Aufgaben, z. B. Geräuscherkennen, lokalisiert sind, werden in der rechten Hemisphäre physikalische Schalleigenschaften, z. B. Tonhöhe, erkannt. Tertiäre akustische Rindenfelder sind für die auditive Aufmerksamkeit und Merkfähigkeit von entscheidender Bedeutung.

Für die Analyse spezifisch sprachlicher Eigenschaften konnten in den letzten Jahren, mit Hilfe bildgebender Verfahren und der Ableitung ereigniskorrelierter Potenziale, spezifische Funktionsregionen abgegrenzt werden. So erfolgt eine phonologische Repräsentation im linken Planum temporale (Areal der oberen Hirnwindung des Schläfenhirns), eine Analyse phonetischer Merkmale in der oberen, hinteren Broca-Region und eine Wortkategorisierung im vorderen Wernicke-Areal. Neuronale Netze für die semantische Repräsentation liegen in weiter verteilten Hirnregionen, die den Assoziationen, die einzelne Begriffe hervorrufen, entsprechen (Übersicht v. Suchodoletz 2001).

Die auditive Wahrnehmung beruht aber nicht nur auf einer Analyse eintreffender Schallereignisse (bottom-up-Analyse). Sie wird wesentlich durch Vorerfahrung und Erwartung beeinflusst (top-down-Analyse). Was wahrgenommen wird, hängt entscheidend davon ab, ob die Aufmerksamkeit auf die akustischen Signale gerichtet ist, die Schallereignisse bekannt sind und in welchem Kontext sie auftreten.

Die auditive Wahrnehmungsfähigkeit lässt sich mit neuropsychologischen und neurophysiologischen Methoden erfassen. Neuropsychologische Verfahren beurteilen das Gesamtergebnis des Analyseprozesses. Aus diesen Ergebnissen ist nicht zu entnehmen, welcher spezielle Einzelschritt den entscheidenden Einfluss auf das Resultat ausübt. Für die Auflösung der auditiven Wahrnehmung in ihre einzelnen Module eignen sich neurophysiologische Untersuchungsmethoden.

3 Akustisch evozierte Potenziale

Einzelne Analyseschritte der auditiven Wahrnehmung gehen mit einer Erregung spezifischer neuronaler Netze einher. Die damit verbundene synchrone Änderung der elektrischen Ladung einer Vielzahl von Nervenzellen lässt sich mit Hilfe der Ableitung ereigniskorrelierter Potenziale darstellen.

Akustisch evozierte Potenziale sind ereigniskorrelierte Potenziale, die im Zusammenhang mit der Verarbeitung auditiver Reize auftreten. Die frühen bis späten akustisch evozierten Potenziale sind als neurophysiologische Korrelate der Analyse physikalischer Reizeigenschaften aufzufassen. Die endogenen Potenziale (MMN, P3, sprachbezogene Potenziale) spiegeln spätere Schritte der auditiven Wahrnehmung wider.

4 Akustisch evozierte Potenziale bei Sprachentwicklungsstörungen

In eigenen Untersuchungen leiteten wir bei Kindern mit umschriebenen Sprachentwicklungsstörungen akustisch evozierte Potenziale bei unterschiedlichen Untersuchungsbedingungen ab. Periphere Hörstörungen wurden im Rahmen einer pädaudiologischen Untersuchung ausgeschlossen. Die Kinder hatten eine ausgeprägte expressive bzw. rezeptive Sprachentwicklungsstörung, bei einer im Durchschnitt liegenden allgemeinen kognitiven Leistungsfähigkeit.

4.1 Frühe bis späte akustisch evozierte Potenziale

Die frühen akustisch evozierten Potenziale (FAEP) sind neurophysiologische Korrelate der Weiterleitung und Vorverarbeitung auditiver Informationen in den einzelnen Kernen des Hirnstamms. In Untersuchungen von Kindern mit umschriebenen Sprachentwicklungsstörungen zeigte sich, dass die Wellen III, IV und V, welche Weiterleitungsschritte im oberen Hirnstamm widerspiegeln, im Vergleich zu sprachunauffälligen Kindern eine signifikante Verzögerung der Latenz aufwiesen. Bei Kindern mit einem Stottern waren derartige Latenzveränderungen nicht zu beobachten (v. Suchodoletz und Wolfram 1996).

Die Befunde sprechen dafür, dass bei einigen der sprachentwicklungsgestörten Kinder die Weiterleitung akustischer Informationen verlangsamt bzw. verzerrt erfolgt. Die Latenzveränderungen sind aber nur gering ausgeprägt und nicht bei allen Kindern zu beobachten. Verarbeitungsstörungen akustischer Signale auf Hirnstammebene können somit spezifische Sprachentwicklungsstörungen nicht ausreichend erklären. Es ist jedoch anzunehmen, dass Veränderungen der Weiterleitung akustischer Informationen bei einigen Kindern für die Pathogenese der Sprachstörung von Bedeutung sind.

Die den frühen Potenzialen folgende Aktivität, die mittleren akustisch evozierten Potenziale (MAEP), entsprechen dem Übergang der Erregung vom Zwischenhirn zur Hirnrinde. Sie weisen eine ausgeprägte interindividuelle Varianz auf, so dass sie sich nur wenig zur Darstellung von Gruppenunterschieden eignen. Wie andere Autoren auch, so konnten wir keine Unterschiede der MAEP zwischen sprachentwicklungsgestörten und unauffälligen Kindern nachweisen.

Wesentlich zuverlässiger sind die späten akustisch evozierten Potenziale (SAEP) ableitbar. Die SAEP repräsentieren eine Überlagerung der Aktivität unterschiedlicher Areale des primären und sekundären akustischen Kortex. In Untersuchungen stellten sich diese Potenziale auf Sinustöne und Silben bei sprachentwicklungsgestörten Kindern sowohl hinsichtlich der Latenz als auch der Amplitude unauffällig dar (Uwer 2000).

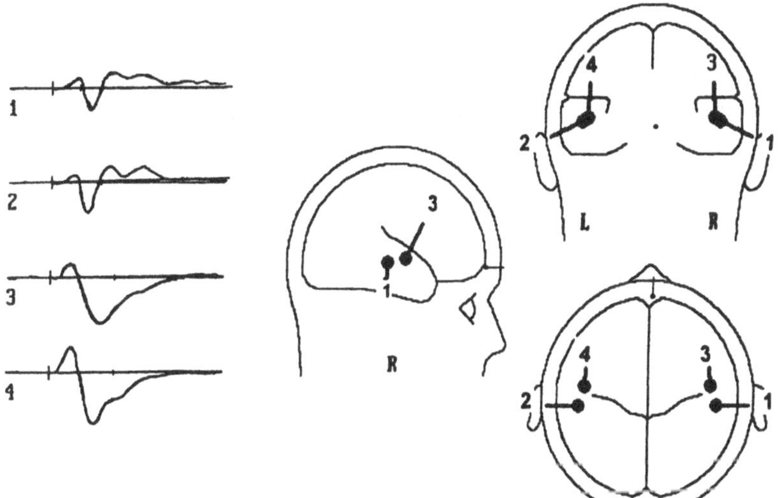

Abb. 1: Generatoren der späten akustisch evozierten Potenziale (Dipolquellenanalyse, Quelle 1 bzw. 3 = Aktivität des primären, Quelle 2 bzw. 4 = Aktivität des sekundären akustischen Kortex)

Mit Hilfe einer Dipolquellenanalyse kann eine Aufspaltung des komplexen Signals in seine Einzelbestandteile erfolgen. Dadurch gelingt es, die Aktivität des primären und des sekundären akustischen Kortex getrennt zu beurteilen. Aber auch bei dieser differenzierten Betrachtung konnten bei sprachentwicklungsgestörten Kindern keine Hinweise auf Verarbeitungsstörungen auf dieser Ebene nachgewiesen werden.

4.2 Mismatch Negativity (MMN)

In einer Serie von akustischen Signalen erfolgt eine automatische Beurteilung der Information dahingehend, ob der zuletzt aufgetretene Reiz aufgrund der vorangehenden zu erwarten war oder nicht. Bei unerwarteten Signalen kommt es zur Erregung von Änderungsdedektoren, deren Aktivität sich als sogenannte Mismatch Negativity widerspiegelt. Die MMN ist somit Ausdruck automatischer Vergleichs- und Erkennensprozesse. Reizunterschiede, die eine MMN auslösen, können die Tonhöhe, Tondauer, Tonsequenz und andere Eigenschaften betreffen. In unserem Labor wurde das Auftreten der MMN auf Töne unterschiedlicher Frequenz und Dauer und auf unterschiedliche Silben untersucht. Bei sprachentwicklungsgestörten Kindern waren keine Besonderheiten hinsichtlich der automatischen Verarbeitung nonverbaler akustischer

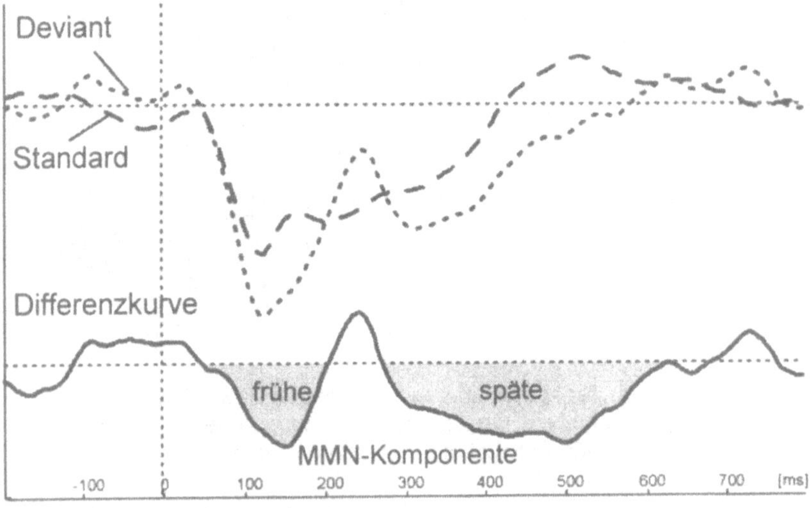

Abb. 2: Mismatch Negativity (MMN)

Signale feststellbar, während bei verbalen Reizen eine signifikante Reduzierung der MMN beobachtet wurde. Somit scheinen bei sprachentwicklungsgestörten Kindern spezifische Defizite bei der unbewussten und automatischen Zuordnung verbaler Informationen auf der Ebene von Silben zu bestehen (Uwer 2000).

4.3 P3

Eine bewusste Verarbeitung von Reizen geht mit einer Erregung neuronaler Netze einher, deren Maximum etwa 300-500 Millisekunden nach dem Reiz eintritt. Das damit verbundene ereigniskorrelierte Potenzial wird P3 genannt, da es sich um die dritte positive Welle nach Einsetzen des Reizes handelt. Die Amplitude der P3 gibt Auskunft darüber, mit welchem Ausmaß an kognitiver Anstrengung die Signalverarbeitung verbunden ist. Das Auftreten der P3 steht in Verbindung mit selektiver Aufmerksamkeit und Gedächtnisprozessen.

Im Gegensatz zur MMN, die nur durch akustische Signale evozierbar ist, lässt sich eine P3 sowohl auf auditive als auch auf visuelle Reize ableiten. In unseren Experimenten verwendeten wir als auditive Reize Sinustöne unterschiedlicher Tonhöhe und als visuelle Schattenzeichnungen von Tieren, die auf einem Monitor dargeboten wurden. Die Kinder hatten die Aufgabe, auf die selten auftretenden Zielreize so schnell wie möglich mit Knopfdruck zu reagieren.

Bei der Präsentation visueller Stimuli zeigten sich keine Unterschiede zwischen sprachgestörten und sprachunauffälligen Kindern. Nach akustischen Signalen hingegen kam es bei den sprachentwicklungsgestörten Kindern zu einer wesentlich deutlicher ausgeprägten P3. Die Kinder hatten also Schwierigkeiten, die akustischen Informationen schnell und sicher zuzuordnen und mussten sich auf den Reiz stärker konzentrieren als sprachlich unauffällig entwickelte Kinder.

4.4 Sprachbezogene ereigniskorrelierte Potenziale

Die Analyse von Sprache erfolgt in sprachspezifischen Hirnregionen. Verläuft die Sprachverarbeitung automatisiert in gut etablierten neuro-

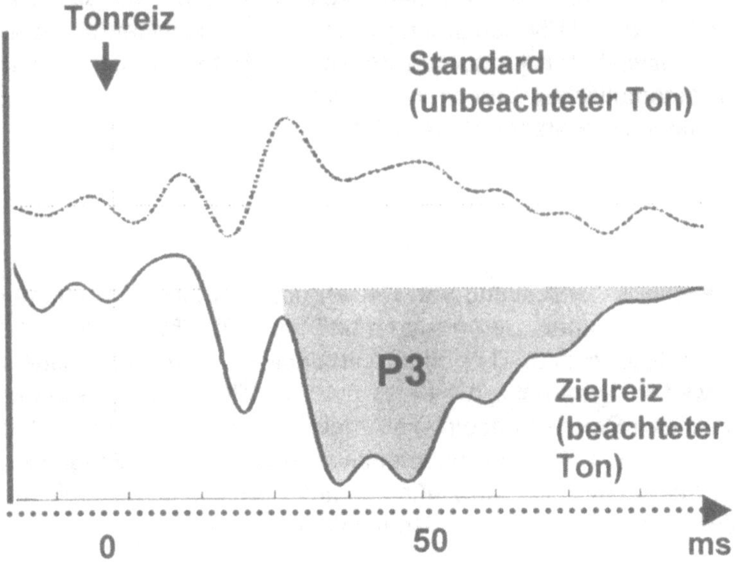

Abb. 3: Akustisch evozierte P3 eines 10-jährigen Jungen mit einer expressiven Sprachentwicklungsstörung

nalen Netzen, so lassen sich spezifische ereigniskorrelierte Potenziale ableiten. Das neurophysiologische Korrelat der Wortkategorisierung ist die Early Left Anterior Negativity (ELAN), das der morphosyntaktischen Analyse die Left Anterior Negativity (LAN), das der semantischen Analyse die N400 und das von Reanalyseprozessen bei Nichtübereinstimmung syntaktischer und semantischer Informationen die P600 (Friederici und v. Cramon 1999). Eine Parametrisierung der Potenziale hinsichtlich Amplitude und Latenz erlaubt eine Quantifizierung des Grades der Automatisierung der Sprachverarbeitung.

Sprachspezifische ereigniskorrelierte Potenziale geben somit einen Einblick in den stufenweisen Analyseprozess. Eine Latenzverzögerung spricht für eine Verlangsamung hinsichtlich der Verarbeitungsgeschwindigkeit. Eine Amplitudenreduktion deutet auf eine unzureichende Aktivierung der neuronalen Netze bzw. auf eine Desynchronisierung der Erregung als Ausdruck einer unzureichenden Ausbildung automatisch arbeitender, funktionsspezifischer Module hin.

Bislang liegen keine verlässlichen Angaben über sprachbezogene Potenziale bei Kindern mit Sprachentwicklungsstörungen vor, da ereigniskorrelierte Potenziale, die semantische bzw. syntaktische Verarbeitungsprozesse widerspiegeln, ein relativ kompliziertes Untersuchungsdesign und die Mitarbeit der Kinder über einen längeren Zeitraum erfordern. In unserer Abteilung laufen derzeitig Untersuchungen, deren vorläufige Ergebnisse darauf hindeuten, dass sprachentwicklungsgestörte Kinder in die Analyse syntaktischer Informationen insgesamt weiter gefasste und damit auch andere Hirnareale einbeziehen als solche ohne Sprachauffälligkeiten. Nach einer Wortkategorieverletzung lässt sich bei sprachunauffälligen Kindern eine frühe umschriebene Aktivierung über dem linken Stirnhirn beobachten (ELAN), die Ausdruck der frühen, automatischen Verarbeitung syntaktischer Informationen ist. Dahingegen tritt bei sprachentwicklungsgestörten Kindern die ELAN in nicht alterstypischer Weise auf. Außerdem findet sich bei sprachgestörten Kindern eine Negativierung, die für semantische Verarbeitungsprozesse charakteristisch ist, und dafür spricht, dass diese Kinder bei der Sprachanalyse stärker auf semantische anstelle von syntaktischen Informationen zurückgreifen (Sabisch et al. 2001).

5 Zusammenfassung

Bei Untersuchungen der auditiven Wahrnehmungsfähigkeit von Kindern mit Sprachentwicklungsstörungen bedeutet die Ableitung akustisch evozierter Potenziale (AEP) eine sinnvolle Ergänzung zu neuropsychologischen Methoden. AEP ermöglichen durch eine hohe zeitliche Auflösung eine Zuordnung von Perzeptionsdefiziten zu einzelnen Schritten des auditiven Verarbeitungsprozesses.

Bisherige Untersuchungen zeigen, dass bei Kindern mit Sprachentwicklungsstörungen hinsichtlich der Weiterleitung und Vorverarbeitung akustischer Informationen lediglich geringfügige Auffälligkeiten, die nur einzelne Kinder betreffen, bestehen. Hinweise auf Störungen der Verarbeitung nonverbaler Schallereignisse in der primären und sekundären akustischen Hirnrinde konnten nicht nachgewiesen werden. Hingegen deuten Untersuchungen der Mismatch Negativity darauf hin, dass bei sprachentwicklungsgestörten Kindern spezifische Defizite bei der automatischen Analyse von Silben bestehen. Bei der bewussten Verarbeitung akustischer Informationen fallen sprachentwicklungsgestörte Kinder dadurch auf, dass zur Reizanalyse eine verstärkte zerebrale Aktivierung, die mit einer erhöhten kognitiven Beanspruchung einhergeht, erforderlich ist. Hinsichtlich der Verarbeitung von semantischen und syntaktischen Sprachinformationen liegen bislang erst vorläufige Ergebnisse vor. Diese sprechen dafür, dass bei sprachgestörten Kindern die syntaktische Analyse weniger automatisiert abläuft und mit einer Aktivierung größerer Hirnregionen einhergeht, als dies bei sprachunauffälligen Kindern der Fall ist.

Auditive Wahrnehmungsschwächen bei sprachentwicklungsgestörten Kindern scheinen somit weniger nonverbale Reize zu betreffen, sondern sich spezifisch auf verbale Informationen zu beziehen. Durch weitergehende Untersuchungen sprachspezifischer ereigniskorrelierter Potenziale ist eine genauere Aufklärung darüber zu erwarten, welche kognitiven Defizite Sprachentwicklungsstörungen zugrunde liegen.

Literatur

Amorosa, H. (1997): Störungen des Kurzzeitgedächtnisses bei sprachentwicklungsgestörten Kindern. In: Fundamenta Psychiatrica 11, 68 - 70.

Elliott, L. L., Hammer, M. A. und Scholl, M. E. (1989): Fine-grained auditory discrimination in normal children and children with language-learning problems. In: Journal of Speech and Hearing Research 32, 112 - 119.

Friederici, A. D. und Cramon, Y. v. (1999): Neurobiologische Grundlagen des Sprachverstehens. In: Sprachrezeption. Enzyklopädie der Psychologie, Serie III Sprache (Bd. 2). Hrsg.: A. D. Friederici. Göttingen.

Gatherhole, S. E. und Baddeley, A. D. (1990): Phonological memory deficits in language disordered children: Is there a causal connection? In: Journal of Memory and Language 29, 336 - 360.

Sabisch, B., Hahne, A., Suchodoletz, W. v. und Friederici, A. D. (2001): Ereigniskorrelierte Potentiale zur Analyse auditiver Sprachverstehensprozesse bei sprachentwicklungsgestörten Kindern. 15. Tagung der Fachgruppe Entwicklungspsychologie in der Deutschen Gesellschaft für Psychologie. Potsdam (2.-5.9.2001).

Suchodoletz, W. v. (Hrsg.) (2001): Sprachentwicklungsstörung und Gehirn. Neurobiologische Grundlagen von Sprache und Sprachentwicklungsstörungen. Stuttgart.

Suchodoletz, W. v. und Wolfram, I. (1996): Frühe akustisch evozierte Potentiale (FAEP) bei Kindern mit Sprachentwicklungsstörungen. In: Klinische Pädiatrie 208, 290 - 293.

Tallal, P. und Piercy, M. (1973): Defects of non-verbal auditory perception in children with developmental aphasia. In: Nature 241, 468 - 469.

Uwer, R. (2000): Elektrophysiologische Korrelate der auditiven Wahrnehmung bei sprachentwicklungsgestörten Kindern. Med. Diss. Universität München.

Wright, B. A., Lombardino, L. J., King, W. M., Puranik, C. S., Leonard, Ch. M. und Merzenich, M. M. (1997): Deficits in auditory temporal and spectral resolution in language-impaired children. In: Nature 387, 176 - 178.

Zu wesentlichen Merkmalen der deutschen Aussprache und methodischen Hinweisen zu Artikulationsübungen

Walter Trenschel, Rostock

Die Aussprache des Deutschen wird phonetisch allgemein von zwei wesentlichen Merkmalen geprägt, dem festen Vokaleinsatz und der starken Stammsilbenbetonung.

Der feste Vokaleinsatz ist ein laryngealer Verschluss- oder Explosivlaut, der die Standardaussprache wesentlich bestimmt und historisch gesehen im Hoch- und Niederdeutschen von Anfang an vorhanden war. Da kein Vokal im Wort- und Silbenanlaut ohne diesen „Knacklaut" gebildet wird (z.B. Urahne, ereignen, eine Ausstellung eröffnen), könnte das Deutsche nach diesem Kriterium als Konsonantensprache bezeichnet werden, da jedes Wort mit einem Konsonanten beginnt. Weil wir in griechisch-lateinischer Tradition stehen, wird dieser Kehlkopfknacklaut nicht geschrieben, wie es im Arabischen der Fall ist. Vom Entstehungsort her könnten wir den Knacklaut dem Hauchlaut [h] gegenüberstellen. Das H wird aber geschrieben, und vielleicht glaubt man nur deshalb, H - also den gehauchten Einsatz - besser zu hören als den festen Einsatz, der eben nicht geschrieben wird. Den Gebrauch des Glottisschlageinsatzes, daher coup de glotte, hat Eva-Maria Krech (1968) untersucht. Von deutschen Sprechern wird dieser äußerst kurzzeitige Knacklaut nicht wahrgenommen, weil er so eng mit dem Vokal verbunden ist. Sein Fehlen ist für das deutsche Hörbild jedoch so gravierend, dass er zum herausragenden Merkmal der Standardaussprache, wie überhaupt der deutschen Aussprache wird und einen wesentlichen Unterschied z.B. zu den romanischen Sprachen ausmacht, aber auch zu anderen indogermanischen Sprachen, wie etwa zu den slawischen Sprachen und dem Indischen.

Die Methodik beim Anlernen des festen Einsatzes, besonders im Unterricht mit Ausländern, ist verschiedenartig. Man kann vorgetäuschtes Hüsteln anwenden oder eine stärkere kräftige Akzentuierung einsetzen. Wichtig sind besonders Flüsterübungen mit bewusstem explosionsartigem Abknall der Stimmbänder bei Tiefatemstellung des Zwerchfells. Dazu eignen sich Sätze mit Anhäufungen von Wörtern, die mit Vokal beginnen, wie „es ist alles aus", „aber am Ende ist es eine Unart" oder „eine Ausstellung eröffnen". Solche Beispiele, einwandfrei artikuliert, können gleichzeitig ein Indiz für eine gesunde Stimme sein. Hingewiesen sei auch darauf, dass der Knacklaut im Stabreim der germanischen Dichtung eine wichtige Rolle spielte, weil das Staben der Vokale untereinander nur durch den allen Vokalen gemeinsamen festen Einsatz phonetisch eine überzeugende Erklärung findet.

Das 2. wesentliche Merkmal des Deutschen ist die Stammsilbenbetonung, überhaupt der starke Akzent, der bei den stimmlosen Explosiven auch eine deutliche Aspiration verursacht. Hierzu hat Geert Lotzmann (1975) differenzierte Ergebnisse vorgelegt. Ursprünglich herrschte im Indo-Germanischen eine freie Betonung, der Akzent konnte auf jede Silbe fallen, wie z.B. im Sanskrit und im Griechischen. Dieser freie Akzent ist in der Übergangszeit zum Germanischen noch am Vernerschen Gesetz erkennbar. Während es im Althochdeutschen auch in Endsilben noch volle Vokale gab, kennen wir heute in Endsilben nur die bekannten unbetonten Vokale. Mit Formstufen und Lautschwächungen hat sich ausführlich Gottfried Meinhold (1973) beschäftigt. Eine Tendenz zur Anfangsbetonung ist im Schweizerdeutschen virulent: man hört 'Vatikan, 'Vietnam, 'Gastronomie, 'Salat, d.h. der Akzent rückt auf die erste Silbe.

Bedeutsamer als die Betonung von Einzelwörtern - wobei die Fremdwörter besonders zu beachten sind - ist die Betonung im Satz. Die ebenso klare wie einfache Darstellung der Satzbetonung von Felix Trojan (1961) mit vielen praktischen Beispielen bietet sich auch heute noch an. Mit der Betonung im Satz und größeren Abschnitten hängt auch die Intonation zusammen. Beim Studium der Satzintonation kann man zur ersten Information noch immer auf Otto von Essen (1956, 2.Aufl.1964) zurückgreifen, um sich dann den neueren Studien von Eberhard Stock (1980 und 1999) zu widmen.

Die deutsche Akzentsetzung ist so stark, dass dadurch Assimilationen gefördert werden, die in der Umgangssprache zur Einsilbigkeit führen, z.B. bei „haben" gut zu beobachten, aber auch bei „Leben" und anderen Wörtern.

Die Einsilbigkeitstendenz ist aber nicht so ausgeprägt wie im Englischen, wo viel mehr abgefallen ist, z.B. have, live, love usw. Vielleicht hat der Einbruch des Normannischen hier nachgewirkt; wahrscheinlicher ist, dass im Laufe der weiteren Sprachentwicklung Aussprache und Schrift auseinanderliefen, so dass das Schriftbild keine Bremswirkung auf die Aussprache ausüben konnte.

Auch wenn wir bei der Sprecherziehung von ganzen Texten ausgehen werden und das Sprechen - vom Denken gesteuert - in größeren Sinnschritten erfolgt, werden immer wieder Einzellautübungen mit Vokalen und Konsonanten erforderlich sein. Ohne die Vorstellung vom Einzellaut wäre übrigens die Durchsetzung von Lautregeln nicht denkbar. Auch die Missbilligung von Artikulationsfehlern, wie z.B. das Lispeln, weist auf die Bedeutung des Einzellautes hin.

Vokale als Einzellaute kommen im Deutschen als Interjektionen in verschiedener Variation vor. Vokalübungen sind fast immer zugleich auch Einsatz-, Atem- und Stimmübungen, die zur Steigerung der Resonanz ebenfalls Resonanzübungen sind. Man kann bei der Schulung mit den hohen Vokalen beginnen, weil sie dem harten und weichen Gaumen am nächsten liegen. Schwierigkeiten macht häufiger der niedrige A-Laut, da gerade bei diesem Vokal die dialektalen Einflüsse groß sind.

Vorrangig für die Verbesserung der Klangfarbe in der Muttersprache und beim Erlernen des Vokalklanges fremder Sprachen sind Hörübungen. Man muss vom Gehör her lernen, die Zunge in die für die einzelnen Vokale entsprechenden Stellungen zu bringen. Derartige Übungen, wie sie Daniel Jones (1949) vorgab und aus seinem Schülerkreis von Gerhard Dietrich (1951) in Deutschland verbreitet wurden, würden bei einem einstündigen wöchentlichen Seminar mit Vorlesung mindestens ein Semester an Zeit erfordern. Beim Hören wird das phonetische Schallereignis in phonematische Kategorien umgeschaltet, d. h. wir hören phonematisch; phonetisches Hören muss erlernt werden. Da das Ohr als äußeres Organ des Schallempfangs im Vordergrund steht, spricht man von Ohrphonetik. Der normale Sprecher einer Sprache fasst gehörsmäßig nur das richtig auf, was er bereits kennt und was ihm aus seinem sprachlichen Umfeld geläufig ist. Bei neuen und fremden Lauten glaubt er zunächst, den nächstliegenden Laut seiner Muttersprache zu hören. Hören ist immer auch ein Zuhören, wobei eine Hörgemeinschaft vorausgesetzt wird, der man sich zugehörig fühlt.

Meistens sind Vokalübungen mit Konsonanten verbunden, die vor und nach dem Vokal stehen können, also z.B. la, le, li, lo, lu usw. Man beginnt am besten mit größerer Lautstärke, um immer leiser zu werden, bis zum langanhaltenden pianissimo. Derartige Übungen erfordern äußerste Präzision, führen aber mit Sicherheit zur Reinheit und Schönheit des Klanges. Nach solchen mit Konsonanten verbundenen Exerzitien wird das gesamte Lautinventar durchgegangen. Ein solches Vorgehen hat schon sehr früh zur Darstellung von Wortreihen und zur Anlage von Übungsbüchern geführt. Aus dem vergangenen Jahrhundert ist das Buch von Roderich Benedix (1859) hervorzuheben. Derartige Sammlungen haben sich immer wieder als notwendig erwiesen. Hier seien nur die auf wissenschaftlicher Grundlage erarbeiteten und in mehreren Auflagen erschienenen Übungsbücher von Heinz Fiukowski (1978) sowie Edith Wolf und Egon Aderhold (1976) erwähnt. Auch Geläufigkeitsübungen zum Training der Sprechtechnik und zur Vergewisserung intakter Sprechwerkzeuge sind für Berufssprecher zu empfehlen. Sie können bei Luise Kepich-Overbeck (1952) eingesehen werden.

Von den Nasalkonsonanten, den Nasalen, die vollständig nasal sind, leitet sich die Lehre von der Nasalität ab, die historisch von Walter Trenschel (1977) dargestellt wurde. Man muss davon ausgehen, dass alle Konsonanten außer den Nasalen im Mundraum gebildet werden. Der orale Innendruck für alle Mundlaute kann nur erzeugt werden, wenn das Velum palatinum den Nasen-Rachenraum fest, d.h. luftdicht abschließt. Deshalb sind alle im Mundraum gebildeten Konsonanten orale

Konsonanten. Auch die im Mundraum gebildeten Vokale sind orale Vokale, d.h. sie sind total oral.

Während nun mit Bezug auf den Nasenraum das Abstraktum Nasalität gebildet wurde, ist eine zusammenfassende Bezeichnung für die im Mundraum, dem cavum oris, gebildeten Konsonanten wie auch Vokale nicht üblich. Die entsprechende Benennung für orale Laute wäre Oralität. Das Abstraktum Oralität gegenüber Nasalität ist jedoch in der deutschen Phonetik nicht üblich und auch überhaupt nicht vorhanden. Im Englischen z.B. gibt es zwar das Wort „orality", aber in der Bedeutung von Mündlichkeit, d.h. von mündlichem Sprachgebrauch gegenüber schriftlichem. Zu dem Begriff Mündlichkeit hat sich dezidiert Hellmut Geißner (2001) geäußert. Gegenüber der Bezeichnung „Nasalität" gibt es im oralen Bereich keine Entsprechung. So ergab sich allein aus dem Sprachgebrauch heraus ein Übergewicht für den Begriff Nasalität. Seit langem schon hat die Lehre von der Nasalität praktisch die gesamte Lautung methodisch einseitig beeinflusst, insbesondere die Nasalität in der Form der Assimilationsnasalität, von der man annahm, dass sie weit in benachbarte Vokale übergreift. Experimentelle Untersuchungen konnten diese Meinung nicht bestätigen. Für volle orale Lautung des Vokals in Nachbarschaft von Nasalkonsonanten sprechen insbesondere zwei Experimente, der Vokalvertauschtest und der Cuttertest, durchgeführt von Walter Trenschel (2000, 101 ff.).

1. Vokalvertauschtest:

Vokale zwischen Nasalkonsonanten und Oralkonsonanten wurden ausgetauscht, wie z.B. in den Wörtern mahne - bade, nehme - lebe usw. Es ergab sich das verblüffende Resultat, dass sich der Eingriff ohrphonetisch nicht feststellen ließ.

2. Cuttertest:

Zur Klärung der Lautübergangsfrage in der Nachbarschaft von Nasalen haben wir mit Hilfe von Elektromeister Werner Prescher, dem verdienten Techniker des Instituts für Sprechwissenschaft und Phonetik in Halle/Saale, - u.a. bei dem Wort Monatseinkommen - Zeiten von Lautdauer und Lautübergang gemessen.

65	80	55	100	135	95	90	60	70	60	80	=	890
M	O	N	A	TS	EI	N	K	O	MM	EN		
/20/	/20/	/20/	/60/	/70/	/20/	/50/	/20/	/20/	/20/		=	320
											=	1210 ms

Des Weiteren sei auch auf die Zeitverläufe in dem Satz „In Wien fährt man mit der Bahn" bei Walter Trenschel (1994, 121 ff.) hingewiesen. Man kann erkennen, wie gering die Zwischenlautzeiten anzusetzen sind. Ein Herausschneiden von Übergängen ist ohne spezielle Hilfsmittel nicht möglich. Lautübergangsphasen haben nur sprechtechnische Bedeutung und betragen etwa 20 bis 25 ms, manchmal sogar weniger. Vor allem aber konnten wir erkennen, d.h. die frappierende Erkenntnis gewinnen, dass Lang- wie Kurzvokale zwischen Nasalen genauso oraler Natur sind wie zwischen Oralkonsonanten. Für ein Übergreifen von Nasalkonsonanten auf benachbarte Laute fehlt einfach die Zeit. Von einer Nasalassimilation kann also keine Rede sein, vielmehr vollzieht sich der Übergang zwischen allen Lauten in einer zeitlich äußerst kurzen Kontaktzone. Nasalkonsonanten haben im Artikulationsgefüge die gleiche Stellung wie Oralkonsonanten. Sie haben nicht die Sonderstellung, Nasales oder Nasalität an ihre Umgebung auszuschütten. Einfach ausgedrückt: Es gibt in der Standardaussprache keine Nasalassimilation und auch keine vokalische Nasalität. Die angenommene Nasalassimilation wird seit langem methodisch für Nasalierungsübungen genutzt (vgl. Johannes Pahn, 1968). Auch Kauübungen gehören in diesen Bereich. Bei derartigen Übungen wird der Vokal in Wirklichkeit aber nicht nasaliert, er bleibt oral. Wenn man nun im Deutschen die Vokale absolut nasalieren will, muss man ihnen Zwang antun und erhält als Ergebnis genäselte Vokale.

In der sprecherzieherischen und logopädischen Praxis hat es sich seit langem eingebürgert, von Übungen mit nasalen Konsonanten als von Nasalierungsübungen zu sprechen. Diese Bezeichnungsweise ist eingeführt, und die entsprechenden Übungen sind unter diesem Namen zur Gewohnheit geworden. Man sollte sich aber der phonetischen Tatsachen bewusst werden und sehr bald Übungen danebenstellen, die die Oralität der Vokale betonen, also Vokale in Verbindung mit oralen Dauerlauten und den übrigen Konsonanten.

Die hier gegebenen Hinweise verfolgen keinen Selbstzweck, sie wollen als Rüstzeug dienen für einen lebendigen Vortrag und eine werkgetreue Rezitation.

Literatur

Benedix, R. (1859): Der mündliche Vortrag. 1. Teil. Die reine und deutliche Aussprache des Hochdeutschen. Leipzig.

Dietrich, G. (1951): Die ersten sieben Wochen Englisch. Braunschweig/ Berlin/Hamburg/Kiel.

v.Essen, O. (1964): Grundzüge der Hochdeutschen Satzintonation. 2.Aufl., Ratingen/Düsseldorf.

Fiukowski, H. (1992): Sprecherzieherisches Elementarbuch. 5.Aufl., Leipzig.

Geißner, H. (2001): Mündlichkeit. Tübingen (Historisches Wörterbuch der Rhetorik. Bd. 5, Hrsg.: G.Ueding).

Jones, D. (1949): An Outline of English Phonetics. 7.Aufl., Leipzig.

Kepich-Overbeck, L. (1952): Die Kunst des Sprechens. Berlin.

Krech, E.-M. (1968): Sprechwissenschaftlich-phonetische Untersuchungen zum Gebrauch des Glottisschlageinsatzes in der allgemeinen deutschen Hochlautung. Basel/New York.

Lotzmann, G. (1975): Zur Aspiration der Explosivae im Deutschen. Göppingen.

Pahn, J. (1968): Stimmübungen für Sprechen und Singen. Berlin.

Stock, E. (1980): Untersuchungen zu Form, Bedeutung und Funktion der Intonation im Deutschen. Berlin.

Stock, E. (1999): Deutsche Intonation. 4.Aufl., Leipzig/Berlin/München/Wien, Zürich/New York.

Trenschel, W. (1977): Das Phänomen der Nasalität. Berlin.

Trenschel, W. (1994): Oralität und Nasalität in der deutschen Standardaussprache. Trier.

Trenschel, W. (2000): Die sogenannte Nasalassimilation in der Standardaussprache des Deutschen. Rostock (Sprechwiss.u.Phonetik. Rostocker Beitr. z. Sprachwiss., Heft 9).

Trojan, F. (1961): Deutsche Satzbetonung. Wien/Stuttgart.

Wolf, E. und Aderhold, E. (1999): Sprecherzieherisches Übungsbuch. 11. Aufl., Berlin.

Sprecherziehung im Internet: Möglichkeiten, Nutzen und Grenzen

Roland W. Wagner, Heidelberg

Die meisten kennen heute das Internet, aber anscheinend nutzt es bisher nur ein kleiner Teil der Sprecherzieher(innen). Zumindest haben im Sommer 2001 die meisten Mitglieder der Deutschen Gesellschaft für Sprechwissenschaft und Sprecherziehung (DGSS) noch keine E-Mail-Adresse angegeben; von etlichen Kolleg(inn)en weiß ich, dass sie nicht einmal einen Computer besitzen (zu den allgemeinen Möglichkeiten des Computereinsatzes in der Sprecherziehung vgl. Wagner 1995, zum Computereinsatz in der Aphasietherapie vgl. Gadatsch et al. 2001). Anders sieht es heute in den Betrieben, an den Schulen und Hochschulen aus: Dort ist das Internet inzwischen für fast alle ein selbstverständliches Medium geworden, so dass es höchste Zeit für unser Fach wird, sich intensiver mit den neuen Möglichkeiten zu beschäftigen.

Während die hiesigen Studierenden der Sprechwissenschaft und Sprecherziehung häufig über die eingeschränkten Möglichkeiten ihrer Ausbildungsstätten klagen („zu wenig Lehrangebote!"), haben viele andere Fächer den Trend bereits erkannt. Im Frühjahr 2001 stehen in der Datenbank www.studieren-im-netz.de über 1700 Angebote zum „virtuellen" Studium (Bischl 2001, 41); an der Fernuniversität Hagen existiert sogar schon ein Studiengang, der vollständig über das Internet abläuft. Die Vorteile für die Studierenden sind offensichtlich: Man bekommt in der Regel ausgefeilte und medial gut präsentierte Unterrichtstexte, kann zu Hause zu jeder beliebigen Tages- und Nachtzeit die Lehrangebote nutzen und das Arbeitstempo selbst bestimmen. Umgekehrt kann die Lehre flexibler und die Betreuung der Studierenden intensiver gestaltet werden und dazu könnte „E-Learning" viel Geld sparen. Nach einer im Focus abgedruckten Berechnung kostet ein Seminarteilnehmer pro Jahr bei herkömmlichem Präsenztraining DM 1187,50, beim „Virtual Learning" nur noch DM 17,50 (Kalkulationsgrundlage: 1600 TN/Jahr; vgl. Sammet 2001, 286) - diese Zahlen stammen jedoch aus der Wirtschaft und dürfen nicht ungeprüft auf sprecherzieherische Lehrveranstaltungen übertragen werden!

Insgesamt klingen die Prognosen ziemlich plausibel, dass in zehn Jahren nur noch ein Drittel der Studierenden in der traditionellen Form ausgebildet werden wird. Die Mehrheit wird die virtuellen Möglichkeiten des Internets mehr oder weniger intensiv nutzen (Bongen 2000, 3). Verbunden damit ist eine Chance für das klassische Ziel der Sprecherziehung, den Schulunterricht und da vor allem das Fach Deutsch zu fördern. Anfang 2001 waren bereits 30.000 der etwa 40.000 deutschen Schulen verkabelt, es mangelt allerdings oft an der Geräteausstattung (vgl. Schönert 2001, 49). Noch ist es eine Utopie, aber bald könnte es Realität werden, dass Lehrkräfte ihren Klassen mit Computer- bzw. Beamer-Hilfe gut konzipierte Informationstexte, anschauliche Tonbeispiele und einprägsame Videosequenzen zu allen möglichen Aspekten der mündlichen Kommunikation auf Knopfdruck präsentieren oder sich in Zweifelsfällen mit Sprech-Experten „online" austauschen.

So wie sich zur Zeit die deutsche Sprechwissenschaft und Sprecherziehung im Netz darstellt, entspricht es den Möglichkeiten von kleineren Hochschulinstituten (vgl. http://www.sprechwiss.uni-halle.de) und eines auf ehrenamtlicher Basis arbeitenden Verbands. Am Fach Interessierte können sich z. B. über www.dgss.de über das Vereinsprofil, das Berufsbild, über Studienmöglichkeiten und die Landesverbände informieren; es gibt eine Leseliste, und natürlich die obligatorischen Links zu ähnlichen Vereinen und den Aufnahmeantrag. Etliche nützliche Informationen, z. B. Diplomarbeiten, Prüfungsordnung und „Papers" enthält die studentische Web-Adresse http://sprechwissenschaft-studierende.euton.de. Dazu kommen die Homepages der Landesverbände (z. B. http://www.bvs-bw.de), die in der Regel für den regionalen Bereich relevante Hinweise anbieten, sowie eine lange Liste professioneller Seminaranbieter und –vermittler, welche ihre Schulungen vor allem für ein zahlungskräftiges Klientel anpreisen. Doch was helfen alle diese Angebote denen, die sich möglichst sofort inhaltlich weiterbilden wollen, abgesehen davon, dass alle bisher genannten Seiten die technischen Möglichkeiten des Netzes nur partiell nutzen, indem sie ausschließlich Texte präsentieren und auf Ton- und Videobeispiele verzichten?

„Insider" wissen, dass man sich bei der Recherche im Internet von „Suchmaschinen" helfen lassen kann. Wer jedoch hier das Stichwort „Sprecherziehung" eingibt, wird vor allem mit Ausschnitten aus den deutschsprachigen Vorlesungsverzeichnissen und mit Literaturhinweisen überhäuft. Die Suchhilfe „Google" z. B. fand am 17.9.2001 insgesamt 5.190 (!) Internet-Erwähnungen des Wortes „Sprecherziehung". Allerdings finden sich im Datengebirge gelegentlich auch interessante Seiten ohne Nennung unserer Fachbezeichnung, z. B. das vom Baden-Württemberger Landesinstitut für Erziehung und Unterricht verantwortete „Online Forum Medienpädagogik", ein gut gestaltetes medienpädagogisches Internet-Angebot für Lehrkräfte, Eltern und Schüler(innen) (http://www.lbs.bw.schule.de/online-forum). Von da kommt man z. B. zu den sehr anregenden Seiten „Die politische und öffentliche Rede (http://www.kreidestriche.de) und hat u. a. die Möglichkeit, sich Ausschnitte aus neun Reden anzusehen und anzuhören (z. B. von Theodor Heuss, Franz J. Strauss, John F. Kennedy, Richard v. Weizsäcker). Über http://www.uni-tuebingen.de/uni/nas/links/studien.htm erreicht man die Homepage „Rhetorik im Internet" des Seminars für Allgemeine Rhetorik der Universität Tübingen. Sie informiert über rhetorische Studiengänge und Forschungsprojekte, Forschungsgesellschaften und Textsammlungen (z. B. das Rede-Archiv der ZEIT) auf deutschen und internationalen Servern.

In diesem Beitrag soll nun ein Internet-Angebot vorgestellt werden, das zur Zeit an der Pädagogischen Hochschule Heidelberg entwickelt wird und das den gesamten Bereich der Sprecherziehung abdecken soll. Es ist ein kleiner Teil eines vom Land mit 50 Millionen Mark geförderten Projekts „Virtuelle Hochschule Baden-Württemberg" (vgl. http://www.virtuelle-hochschule.de). Dieses umfasst insgesamt sechs Verbundprojekte (z. B. „Docs ´n Drugs" für die Medizinischen Fakultäten), darunter auch das Verbundprojekt „VIB" („Virtualisierung im Bildungsbereich"), in dem primär neue Seminarkonzepte und Lernprogramme für Schul- und Diplompädagog(inn)en erarbeitet werden sollen (http://www.vib-bw.de). Dessen Teilprojekt 6: Virtuelle Lernumgebung

"Basiswissen für die Deutschlehrerausbildung" entwickelt Modelle für den Einsatz netzgestützter Computeranwendungen im Rahmen des Deutschstudiums. Zur Projektbeschreibung kann man im Internet lesen: „Es werden Module zur Gestaltung medial unterstützter Lehr- und Lernangebote und seminarbegleitende Web-Arbeitsbereiche erstellt. Die Module werden je nach Konzeption primär im Rahmen eigens auf sie abgestimmter Lehrveranstaltungen verwendet resp. in diesen selbst entwickelt; sie können natürlich von Deutschstudierenden auch selbständig genutzt werden. Zentrales Forschungsziel des Vorhabens ist die systematische Erprobung und insbesondere die didaktische Bewertung unterschiedlicher Nutzungsmodelle im Verhältnis zu den jeweils behandelten Themenbereichen einerseits und zur Konzeption und Gestaltung der eingesetzten Online-'Anwendung' andererseits. Thematisch liegt der Schwerpunkt des Projekts auf dem Basiswissen des Fachs. Dies wird nicht nur als ein Set von Fachkenntnissen verstanden, sondern auch als basales didaktisches und methodisches Wissen. Daraus ergibt sich auch die Aufgabe, Arbeitsweisen des Faches unter mediendidaktischer Perspektive kennen zu lernen. Durch den Einsatz webbasierter Arbeitsbereiche und abgeschlossener Lern-Module wurden die betreffenden Veranstaltungen hinsichtlich des detail- bzw. wissensorientierten Anteils der Stoffvermittlung entlastet – zu Gunsten der Erarbeitung bzw. Darstellung des Wissenskontexts – und eine kontinuierlichere Zusammenarbeit unter den Studierenden über die Kommunikationsangebote der Module ermöglicht. Für die Studierenden eröffnen sich nach den Erfahrungen des Projekts Ansätze und Perspektiven einer deutlicheren Individualisierung der Lernprozesse, weil über das Onlineangebot Räume für eine stärkere Eigenbeteiligung und ein nach Zeit- und Arbeitsrhythmus selbst organisiertes Arbeiten entstehen.“ (http://www.vib-bw.de/kb/tour/praesentation. htm) An mehreren Pädagogischen Hochschulen laufen seit dem Wintersemester 1999/2000 die Vorarbeiten; die PH Heidelberg übernahm den Teilbereich Sprache und Literatur, und mir wurde dabei das Teilgebiet „Sprecherziehung“ übertragen. Das Heidelberger Teilprojekt soll bis zum 31.8.2003 gefördert werden.

Mein erster Gedanke zur Konzeption war, die bereits in Buchform vorliegenden sprechpädagogischen Hintergrundinformationen (vgl. Wagner 1999), Übungszusammenstellungen (vgl. Wagner 1996) und die auf CD-ROM gespeicherten Literaturangaben (vgl. Wagner 2001) bildschirmgerecht aufzubereiten und dazu die Tonbeispiele, die in den einführenden Lehrveranstaltungen üblicherweise vorgestellt werden (z. B. häufige Sprachauffälligkeiten, Dialektbeispiele), als abrufbare „Sound-Dateien" einzubinden. Ergänzend sollte ein kleines Lexikon von phonetischen und sprechwissenschaftlichen Fachbegriffen, das ebenfalls bereits als „Seminar-Paper" vorlag, ins Netz gestellt werden. Doch bald kamen Zweifel: Wie groß ist das Interesse an einem derartigen Angebot? Welche Geräteausstattung besitzen die potentiellen Nutzer? Welche Themen werden vorrangig gewünscht? Zur Klärung konzipierte ich einen zweiseitigen Fragebogen. Dieser wurde im Juni und Juli 2001 von 226 Studierenden der PH Heidelberg ausgefüllt, die in diesem Zeitraum die für sie obligatorischen Übungen und Seminare der Sprecherziehung besuchten. Da die Aktion in die Lehrveranstaltungen integriert werden konnte, wurde ein nahezu 100%iger Rücklauf erreicht; da es im fraglichen Semester keine anderen sprechpädagogischen Lehrangebote gab, darf angenommen werden, dass Faktoren wie Dozenten- oder Themenprioritäten die Ergebnisse kaum beeinflussten.

Einführend konnten die Studierenden folgenden Informationstext lesen: „Demnächst soll auch unsere Sprecherziehung ins Internet. Damit Ihre Interessen optimal berücksichtigt werden können, machen wir vorab eine Fragebogenaktion. Ihre jeweilige Meinung kann mit Hilfe der vorgegebenen Antworten, der freien Felder, der Skala (Zwischenschritte sind möglich!) bzw. auch in ergänzenden Kommentaren ausgedrückt werden."

Die erste Frage bezog sich auf das grundsätzliche Interesse an der mündlichen Kommunikation/Sprecherziehung. Auf der vorgegebenen Skala von fünf Möglichkeiten kreuzten drei die Alternative „sehr gering" an, fünf „gering", 51 „normal", 111 „groß" und 56 „sehr groß". Unter Berücksichtigung der Tatsache, dass es sich ausschließlich um nicht freiwillig besuchte Lehrveranstaltungen handelte und alle Angaben anonym gemacht wurden, kann man mit dem relativ positiven Ergebnis zufrieden sein.

Anschließend kamen Fragen zur Computerausstattung, da davon der Umfang der bereitzustellenden Informationen abhängt. So hätte es z. B. wenig Sinn, aufwändige Videos zur Stimmentstehung zu produzieren und auf die „Server" zu stellen, wenn die Computer der „User" diese nicht oder erst nach vielen Minuten „Downloadzeit" zeigen können. 122

Studierende (ca. 54 %) markierten die Alternative „Ich nutze die Computer der PH“ (für über 3500 Studierende stehen momentan 55 Rechner bereit), 206 ließen erkennen, dass sie auch oder ausschließlich am eigenen Rechner arbeiten. Immerhin verfügen 20 Studierende (8,9 %) über keinen privaten Computer, zahlreiche andere benutzen relativ alte Geräte (5-7 Jahre), deren Ausstattung für die zügige Übertragung von Ton- und Bilddateien nicht mehr genügt. Zu den detaillierten Fragen nach der Prozessor- und Speicherleistung kamen bloß einige exakte Auskünfte. 68 Studierende erinnerten sich an Prozessorleistungen zwischen 133 und 1200 MHz (Mittelwert ca. 565 MHz), zum Arbeitsspeicher bekam ich 51 Angaben mit Werten zwischen 8 und 2000 MB (Mittelwert 197 MB). Als Konsequenz dieser Ergebnisse bleibt festzuhalten, dass offensichtlich eher wenige Studierende über den neuesten Stand der Technik verfügen (dieses Problem teilen sie mit unserer und vermutlich den meisten anderen Hochschulen), so dass bei der Entwicklung entsprechender Internetangebote nicht die Demonstration alles technisch Machbaren, sondern mehr Zurückhaltung und Bescheidenheit, eventuell Differenzierung angesagt sind.

Den Hauptteil des Fragebogens bildete ein 26 Positionen umfassender Wunschkatalog. Unter der Überschrift: „Ich hätte gern im Internet zur Mündlichen Kommunikation/Sprecherziehung...“ standen folgende Möglichkeiten (in Klammer sind dahinter die erzielten Zustimmungen in absoluten Zahlen, in Prozent und als Rangplatz angegeben):

1. Informationstexte zu den einzelnen Teilgebieten (Normales Niveau) (194 / 85,8 % / 1)
2. Informationstexte zu den einzelnen Teilgebieten (Schülerniveau) (114 / 50,4 % / 25)
3. Hinweise auf weiterführende Literatur (151 / 66,8 % / 12)
4. Kommunikationsmodelle (153 / 67,7 % / 9)
5. Konkrete gesprochene Beispiele zu den Kommunikationsmodellen (139 / 61,5 % / 17)
6. Bilder von typischen körpersprachlichen Gewohnheiten (148 / 65,5 % / 13)
7. Videos von typischen körpersprachlichen Gewohnheiten (132 / 58,4 % / 20)
8. Gesprochene Entspannungsübungen (119 / 52,7 % / 23)
9. Hörbeispiele für die korrekte Aussprache (164 / 72,6 % / 6)

10. Hörbeispiele für abweichende Aussprachen (137 / 60,6 % / 18)
11. Hörbeispiele für die wichtigsten Dialekte (115 / 50,9 % / 24)
12. Hörbeispiele für richtiges Vorlesen (159 / 70,4 % / 7)
13. Hörbeispiele für verständliches Formulieren (154 / 68,1 % / 8)
14. Hörbeispiele für anschauliches Erzählen (153 / 67,7 % / 9)
15. Übungsmöglichkeiten zur Kreativitätserweiterung (167 / 73,9 %/ 3)
16. Hörbeispiele für strukturiertes Sprechen (120 / 53,1 % / 21)
17. Hörbeispiele für motivierende Einleitungen (165 / 73,0 % / 5)
18. Bildbeispiele für sinnvolle Visualisierungen (133 / 58,9 % / 19)
19. Übungsbeispiele für wirksame Argumentationen/Gegenargumentationen (166 / 73,5 % / 4)
20. Übungsbeispiele für Verhandlungsmethoden (120 / 53,1 % / 21)
21. Übungsbeispiele für Beratungsgespräche / „Nondirektive" Gesprächsführung (144 / 63,7 % / 16)
22. Hörbeispiele für gesprochene Dichtung (46 / 20,4 % / 26)
23. Hörbeispiele für die normale Sprachentwicklung des Kindes (152 / 67,3 % / 11)
24. Hörbeispiele für abweichende Sprechformen (147 / 65,0 % / 14)
25. Links zu Therapeuten, Berufsverbänden etc. (145 / 64,2 % / 15)
26. „Persönliche" (E-Mail) Beratungsmöglichkeit durch die Lehrenden (172 / 76,1 % / 2)

Eine weitere Leerzeile im Fragebogen war für spezielle Wünsche vorgesehen; vorgeschlagen wurden: „Einführung in Stimmkunde", „Diskussionsforum über bestimmte Themen/Chat" (2x), „Möglichkeit, Fragen ‚offen' stellen zu können" (2x), „Inhalte müssen gut downloadbar sein (damit man sie in Ruhe offline nutzen kann" (2x), „Forum zum Austausch", „Möglichkeit, nach bestimmten Stichwörtern zu suchen", „Direkter Kontakt zum Lehrpersonal". Als einzige kritische Anmerkung stand einmal in dieser Zeile „Sprechen hat doch ‚was' mit von Mensch zu Mensch zu tun, sind per PC erlernte Theorien ohne weiteres im Stande dies zu ersetzen und deshalb sinnvoll?" (Hier wurde vielleicht die Intention des VIB-Projekts missverstanden, die nicht nur im Sektor Sprecherziehung ausschließlich die Ergänzung und nicht den Ersatz des bisherigen Lehrangebots anstrebt.)

Der anschließende Teil des Fragebogens behandelte zunächst das individuelle Perzeptionstempo, um Anhaltspunkte zur Festlegung der Beispiellänge zu gewinnen. Die Frage lautete: „Um eine Sprechbesonderheit (z. B. eine heisere Stimme, einen Dialekt) wahrzunehmen, brauche ich ungefähr .... Sekunden Zeit". Die hier genannten Angaben waren höchst divergent. Auf der einen Seite gab es einmal die Antwort 1 Sekunde, 9mal 2 Sekunden und 7 x 3 Sekunden, auf der anderen Seite wurde 13mal die Spanne von 60 Sekunden eingetragen. Die häufigsten Werte erzielten „10 Sekunden" (50x), „5 Sekunden (38x) und „15 Sekunden" (22x). Als Durchschnitt errechnete sich der Wert von 15,4 Sekunden. Bei der Produktion von Sprechbeispielen werden diese Erkenntnisse berücksichtigt werden müssen - auch wenn sie zu Lasten von Speicherplatz gehen sollten.

Ganz am Schluss sollten zwei Fragen primär der Motivation unserer Arbeit dienen: „Ich würde den Bereich Mündliche Kommunikation/Sprecherziehung im Internet während meines Studiums voraussichtlich ca. .... Stunden nutzen, später als Lehrer(in) pro Schuljahr vielleicht ca. ...... Stunden." Es dürfte Kenner(innen) der Hochschullandschaft nicht verwundern, dass bei der ersten Frage erneut sehr heterogene Werte herauskamen. Während 58 Studierende die Antwortfelder frei ließen oder nur ein Fragezeichen einsetzten, während drei Studierende zugaben, dass sie höchstens eine halbe Stunde ihrer gesamten Studienzeit Sprecherziehung per Internet studieren wollten, meinten zwei besonders Strebsame, dass sie dies jeweils 125 Stunden lang beabsichtigten. Das statistische Mittel lag hier bei 13,3 Stunden; am häufigsten wurden die Angaben 5 Stunden (27x), 2 Stunden (20x), 10 Stunden (21x) und 20 Stunden (16x) gezählt.

Für die spätere Internet-Nutzung im angestrebten Beruf gilt Ähnliches. Pro Schuljahr maximal 60 Stunden und minimal ein Viertelstündchen (!) – zwischen diesen Eckwerten bewegte sich das Antwortspektrum, wobei immerhin ein Durchschnittswert von 8,8 Std. resultierte. Die häufigste Nennung war hier die Angabe „10 Stunden" (28x), gefolgt von „5 Stunden" (23x) und „2 Stunden" (20x). Bei dieser Frage sollte man allerdings berücksichtigen, dass viele Studierende wahrscheinlich noch keine genauen Vorstellungen vom späteren Berufsalltag und den konkreten Möglichkeiten einer internet-gestützten Unterrichtsvorbereitung haben.

Zusammenfassend lässt sich feststellen, dass fast alle Fragebögen ein hohes grundsätzliches Interesse an einer Internet-Nutzung im Bereich

Sprecherziehung bekundeten. Mit einer Ausnahme erzielten bei den anonymen Abstimmungen sämtliche Themenvorschläge eine mindestens absolute Mehrheit - nur die „Hörbeispiele für gesprochene Dichtung“ fanden fast 80 % überflüssig. (Im Interesse des Themas und der nicht ganz unwichtigen Minderheit werde ich trotzdem diesen Bereich nicht vernachlässigen). Umgekehrt ist interessant, dass als „Sieger“ der Abstimmung ein weniger Internet-spezifisches Thema gewählt wurde: „Informationstexte zu den einzelnen Teilgebieten der Sprecherziehung“ könnte man sich schließlich ähnlich einfach aus Büchern erlesen, vielleicht aber nicht so billig wie es bei der Nutzung des im Falle VIB staatlich subventionierten Netzes möglich ist.

Nach der Bedarfsklärung muss nun die Phase der Erarbeitung folgen. Es ist zu hoffen, dass im Sommer 2002 die ersten Besucher auf der Sprecherziehungs-Homepage unserer Hochschule begrüßt werden können. Da diese zur Zeit reorganisiert wird, kann hier die genaue Adresse leider noch nicht angegeben werden; über http://www.ph-heidelberg.de oder über http://www.vib-bw.de/tp6 wird man jedoch weitergeleitet.

Deutlich soll jedoch vor zu großer Euphorie gewarnt werden: Die neuen Medien bieten zwar viele Chancen, Informationen, Ton- und Videobeispiele aufzunehmen, Gelerntes zu vertiefen oder einen ersten Überblick zu erhalten. Vergleichbare Angebote aus der Fremdsprachendidaktik beurteilt z. B. Feibel so: „Die digitalen Sprachtrainer sind ungeheuer praktisch, weil sie viele Medien in sich vereinen: Filme, gesprochenes Wort, Lückentexte und Tests. Die Software ist geduldiger als mancher Kursleiter, der Lerner wird aktiv eingebunden und zum Mitmachen aufgefordert. ... Nur eines wird nicht mitgeliefert: Disziplin.“ (Feibel 2001, 17). Nach Ulrich Dittler, Professor für Interaktive Medien an der FHS Furtwangen, steht fest, dass der Computer beim Verhaltenstraining seine Grenzen zeigt (Dittler 2001, 100), jedoch auch hier neuartige Simulationen die herkömmliche Schulung vertiefen können (vgl. Nagler-Springmann 2001, 23).

Zur Beruhigung etwaiger Skeptiker sei eindeutig festgestellt: Keinesfalls ist daran gedacht, die normale Sprecherziehung auf Grund der neuen Internet-Möglichkeiten zu reduzieren. Weder Diagnose noch Feedback können von den automatisierten Internet-Programmen geleistet werden.

Der schnellste Internetzugang, die teuerste Computerausstattung und die beste Software können die aufmerksame Beobachtung, das geschulte Ohr und den persönlichen Kontakt nie ersetzen. Hier kann ich mir umgekehrt eine werbende Funktion für reale Seminarangebote vorstellen, wenn im Internet selbst seine systemimmanenten Defizite deutlich gemacht werden. Auch das selbstständige Lernen wird einem bekanntlich von der Technik nicht abgenommen, sondern bestenfalls erleichtert. So ist nach etlichen euphorischen Pressemeldungen inzwischen bereits einiges Skeptisches zu lesen (z. B. Stoll 2001). Doch auch die Kritiker bestätigen (z. B. Asendorpf 2001), dass die Hauptvorteile des virtuellen Lernens in der Ergänzung des normalen Unterrichts liegen. Wer den Lehrstoff im Internet nachlesen sowie akustische und optische Beispiele nach Belieben anklicken kann, wer im „Chatroom"-Diskussionsforum ohne Zeitdruck und ohne Lampenfieber seine Beiträge und Fragen einbringen kann, dürfte eine Menge von den neuen Medien profitieren.

Allerdings führt die intensivere Seminarkommunikation zu einer höheren zeitlichen Belastung für Lehrende und Lernende. Dazu steht in der Internet-Selbstdarstellung des VIB-Projekts: „Die veränderte Qualität der Kommunikation (sei es über E-Mail, Newsgroups, Diskussionsforen oder Chat) kann didaktisch gezielt genutzt werden. Zwischen den Extremen der spontanen, expositorischen Rede und dem unstrukturierten Dialog einerseits, dem ausgearbeiteten Text andererseits entsteht eine große Bandbreite von Textsorten mit unterschiedlicher 'Verbindlichkeit', die verschiedenen Stufen des Reflexionstands über das Sachgebiet und verschiedenen Befindlichkeiten der Teilnehmenden (subjektiv-emotional vs. intersubjektiv-rational) entspricht. Da sich computerbasierte Kommunikation leicht speichern lässt, kann sie selbst zum Seminarinhalt und zum Gegenstand der Reflexion werden. Dadurch rücken neben dem Aspekt des individuellen Wissenserwerbs die verschiedenen Interaktions- und Kommunikationsformen in der Lerngruppe und die Beziehungen zwischen der Qualität der Kommunikation und dem Erkenntnisgewinn in den Vordergrund. Das Ziel ist, die Fähigkeit zu kooperierendem und reflexivem Lernen so zu fördern, dass es jeweils neu auf veränderte Handlungskontexte und Wissensgebiete anwendbar bleibt. Für Lehrende erleichtert die Speicherung der Kommunikation die selbstkritische Evaluation der Veranstaltungen und die Beurteilung der Leistungen der Studierenden. Computerbasierte Medien erleichtern also die Kooperation innerhalb des Seminars und machen gleichzeitig die ablaufenden Arbeits- und Lernprozesse für Lehrende und Lernende transparent. Lehrende können den Lernweg der Lernenden nachvollziehen. Sie werden dadurch in die Lage versetzt, ihre Seminare teilnehmerorientierter zu gestalten und den Lernenden mehr Eigenverantwortung für den Lernweg zu geben. Dies erfordert von den Lehrenden eine erhöhte Planungsflexibilität, kann insgesamt jedoch zur Weiterentwicklung und zur Qualitätssteigerung von Seminarkonzepten führen. Teilvirtualisierte Seminare bieten die Chance, dass sich Studierende neben dem Sachwissen Vermittlungs- und mediale Innovationskompetenzen erwerben, die für Lehramtsstudierende in der sich bildenden Wissensgesellschaft notwendig sind.“ (vgl. http://www.vib-bw.de)

Die bislang überwiegend positiven Internet-Erfahrungen der Pädagogischen Hochschulen Baden-Württembergs dürfen, könnten und sollten möglichst bald von anderen Bereichen übernommen werden. Vielleicht schaffen es dann auch wir, in nicht allzu ferner Zukunft die zahlreichen im Land verstreuten Einzelkompetenzen der Sprechwissenschaft und Sprecherziehung zu vernetzen, das Niveau der Ausbildung zu verbessern, den Einfluss unseres Faches zu steigern und dadurch ein besseres Miteinandersprechen in unserer Gesellschaft zu fördern.

Literatur

Asendorpf, D. (2001): Die virtuelle Magd. Der Boom des Online-Studiums blieb bislang aus. Die meisten Angebote sind Mogelpackungen. In: Die Zeit 27 (28.6.2001), 67.

Bischl, K. (2001): Studieren im Netz: Rein? Das geht ja einfach! In: Uni 4/2001, 41-43.

Bongen, R. (2000): Virtuelle Universitäten - Studium ohne Hörsaal. In: Süddeutsche Zeitung 137 (16.6.2000), V2/3.

Bruns, B. und Gajewski, P. (2000): Multimediales Lernen im Netz. Leitfaden für Entscheider und Planer. 2. Aufl. Berlin / Heidelberg.

Dick, E. (2000): Multimediale Lernprogramme und telematische Lernarrangements. Einführung in die didaktische Gestaltung. Nürnberg.

Dittler, U. (2001): Schwere Soft Skills - e-Learning. In: managerSeminare Heft 49 (Juli 2001), 100-107.

Feibel, T. (2001): E-Learning - Ersetzt die Scheibe den Sprachkurs? In: Süddeutsche Zeitung 36 (12.2001), V17.

Gadatsch, S., Ritz, D. und Schlee, W. (2001): Computereinsatz in der Aphasietherapie: Eine binationale Studie. In: Forum Logopädie 15, Heft 4, 17-25.

Nagler-Springmann, S.: (2001): Management auf dem Mond. Teamfähigkeit am PC-Bildschirm erlernen: Neuartige Computersimulationen sollen die soziale Kompetenz schulen. In: Süddeutsche Zeitung 142 (2/24.6.2001), V1/23.

Sammet, S. (2001): Weiterbildung: Schlauer per Mausklick. Mit Mitarbeiterportalen wollen Firmen ihr Personal für die Zukunft fit machen. Die Zauberformel: E-Learning. In: Focus 17/2001, 284-286.

Schönert, U. (2001): Schulen im Netz. Die deutschen Lehranstalten haben das Internet jahrelang verschlafen - doch jetzt sind sie drin. In: Die Zeit 2 (4.1.2001), 49-50.

Seufert, S., Back, A. und Häusler, M. (2001): E-Learning - Weiterbildung im Internet. Das „Plato-Cookbook" für internetbasiertes Lernen. Kilchberg.

Stoll, C. (2001): LogOut. Warum Computer nichts im Klassenzimmer zu suchen haben und andere Hightech-Ketzereien. Frankfurt am Main.

Wagner, R. W. (1995): Zum Computereinsatz in der Sprecherziehung - Bedarf und Möglichkeiten. In: Angewandte Computerlinguistik. Hrsg.: L. Hitzenberger. Hildesheim u. a., 1995, 269-277.

Wagner, R. W. (1996): Übungen zur mündlichen Kommunikation. Bausteine für rhetorische Lehrveranstaltungen. Regensburg.

Wagner, R. W. (1999): Grundlagen der mündlichen Kommunikation. Sprechpädagogische Informationsbausteine für alle, die viel und gut reden müssen. 8. erw. Aufl., Regensburg.

Wagner, R. W. (2001): Die sprechen-Bibliographie. Interdisziplinäre Zusammenstellung aktueller Bücher und Aufsätze zur mündlichen Kommunikation. Aktualisierte Ausgabe (CD-ROM), Regensburg.

Zur Entwicklung und Entfaltung der Singstimme des Kindes –

Physiologische Besonderheiten der Stimme des Kleinkindes in seiner Entwicklung bis zum Grundschulkind

Matthias Weikert, Regensburg

1 Einleitung: Neurobiologische Vorbemerkungen

„Jeder Mensch ist zum Singen geboren“ - sagt Frederik Husler, ein Zitat, das das Motto seines bekannten Buches ist: Die Stimme des Menschen - zur physischen Natur des Stimmorganes (9). Diese These und Lebenserfahrung des bekannten Sängers und Musikpädagogen Frederik Husler wird kontrovers diskutiert bei Musikern, Pädagogen, Eltern, Psychologen, Gesangslehrern und Ärzten. Wertet man das Zitat von Husler unter ausschließlich neurobiologischen Kriterien, so wäre unter „Singen“ die emotionale (archaische) Komponente der Lautäußerungen zu verstehen: Schreien, Lachen, Weinen, Stöhnen und Jauchzen. Diese vokalen Kommunikationssignale sind in ihrer motorischen und akustischen Struktur im Wesentlichen angeboren im Gegensatz zu den verbalen (13,15). So können hörrestig bis taub geborene Kinder nicht-verbale emotionale Lautäußerungen von sich geben, obwohl diese gar nicht die Möglichkeit und Fähigkeit haben, solche (emotionalen, non-verbalen) Lautäußerungen durch Anhören oder Nachahmen zu erlernen.

Untersuchungen an Primaten wie dem Totenkopf-Affen (Ploog 1990/1992, Jürgens 1992/1994,Lit.15), aber auch kulturvergleichende Untersuchungen (Eibl-Eiblsfeld 1974, Papousek u. Papousek 1980,

Lit.15) lassen den Schluss zu, dass auch emotionale Intonation, wie prosodische Elemente: Tonhöhe, Tondynamik, Rhythmus und Pausencharakter, angeboren zu sein scheinen (15). Aber natürlich hat der Sänger Husler in seinem Zitat die Singstimme als audio-vokales, sensomotorisches und klangästhetisches Kulturprodukt des Menschen gemeint (Lit.9). Für diese Singstimme ist unser Organismus, der mit dem Larynx eine Zwitterfunktion des oberen Aerodigestivtraktes - Kauen, Schlucken, Husten, Pressen einerseits - Sprechen, Singen, Rufen, Pfeifen andererseits – erfüllt, mit sehr potenten Organsystemen für den Phonationsakt (Lunge als Aktivator, Kehlkopf mit den Stimmlippen als Vibrator und Vokaltrakt, das Ansatzrohr, als Resonator) und mit einer komplexen neuropsychologischen Steuerung ausgestattet (15,20). Ein transkultureller Konsens besteht darin, dass für den neugeborenen Menschen zum Singen-Lernen gute Rahmenbedingungen einer musikalisch-emotionalen Umgebung, üblicherweise in der Familienatmosphäre, notwendig sind: Nur so kann akustische und sensorische Stimulierung durch Aufforderung zum Nachahmungsverhalten und zum Einüben frühkindlicher-musischer Kommunikationsmuster entstehen (6,13,14,16,17,20). Dies schildert auch sehr eindrucksvoll Mechthild Papousek in ihren zahlreichen Arbeiten, gebündelt dargestellt in ihrem Buch „Vom ersten Schrei zum ersten Wort“, 1994 (15).

1.1 Forschungsergebnisse der Mikroanalysen der frühen Kinderentwicklung zeigen, dass musische Elemente wie Melodie und Dynamik eine entscheidende Rolle - bei unabdingbar normalem Gehör - spielen, dass ferner der Rhythmus ab der 2. Lallperiode durch Einbau von Konsonanten in diese Lallmonologe, - dass diese musikalischen Elemente also einerseits vor der phonematisch-expressiven Sprachproduktion da sind; andererseits stellen sie einen ganz wesentlichen Entwicklungsschritt für den Spracherwerb dar (8,13,14,15,16).

Mit Recht bezeichnet man die Entwicklungsphase des Säuglings und Kleinkindes bis 12 – 18 Monate in Anlehnung an Piaget als die vorsprachliche Intelligenz (8,14,16). „Liedchensingen“ als bewusste Kulturhandlung mit Wollen, Erleben aus dem Spiel, mit Aufforderungs- und Wiederholungscharakteristik ist in der Regel ab 3 Jahre in der Ich- und späteren Wir-Kind-Phase gegeben (8,11): Jetzt ist das musische Subsystem im Cortex aktiv. Das akustisch-musische Subsystem liegt temporoparietal bei etwa 85 % der Menschen mit linkshemisphärischer, sensomotorischer Sprachlokalisation in der rechten Hemisphäre (8,15). Weiters geben interessante Aufschlüsse in dieser Phase der Kindersingentwicklung die Forschungsergebnisse der Entwicklungspsychologen M. Aufschläger und R. Örter (1).

2 Die Entfaltung der Singstimme des Kindes

2.1 Spontanes Singen und Improvisieren bei Kindern

Die Singentwicklung beginnt mit Mikromelodien oder tonalen Oszinationen (= unstabile Töne), geht über stabile Töne, kleinere und größere Intervalle in bestimmte Melodie-Formationen. Im jüngeren Alter der Kinder sind melodische Elemente und gesungene Intervalle vorherrschend, mit voranschreitender Sprachentwicklung wird die Sprache als rhythmisch-melodisches Element in die jeweilige Melodie-Führung integriert (1).

2.2 Das Improvisieren von Kindern im Vorschulalter gehört zu deren gesamt-persönlicher Entwicklung und lässt sich als wesentlicher Bestandteil ihres Spielens bezeichnen. Vorausgesetzt sind normal entwickelte Kinder ohne sensomotorische Defizite und mit normalem Gehör. Das spontane Singen ereignet sich beim alleinigen Spiel, wenn die Kinder guter Dinge sind und die Situation harmonisch ist. Das spontane Singen nimmt mit dem Eintritt in die Schule ab, da die Kinder in ihrer sozialen Entwicklung auf andere Kinder bezogen sind und nicht mehr so auf sich selber (1).

2.3 Singen und Sprache

H. Papousek (1994) bestätigt die Funktion des besseren Spracherlernens beim spontanen Singen (13,15).

Darüber hinaus nützt das spontane Singen auch für den Aufbau linguistischer Kompetenzen, die in der Fähigkeit zu segmentieren und sprachlich zu analysieren bestehen. Ein Anwachsen und eine vermehrte Stabilität dieser Fähigkeiten fanden Lonigan et al. 1998 in einer Längsschnittstudie bei Kindern im Alter von 3-5 Jahren (1). Mit zunehmendem Alter und der allgemeinen verbesserten Sprachentwicklung kommt es zur Verbalisierung der Lieder. Gerade die Verknüpfung zwischen Wörtern und Tönen bedeutet eine erhebliche Steigerung an kognitiver Leistung (1,2).

2.4 Tonale Strukturen
Im Laufe der Singentwicklung des Kleinkindes und Kindes werden Töne vermehrt stabil gesungen (1)

a) Im Alter 2 3/12 bis 3,0 Jahren überwiegen Primen, Sekunden und Terzen in aufsteigender und absteigender Abfolge
b) Ab 3,0 Jahre finden sich Quarten, teilweise auch Quinten
c) Ab 3 6/12 Jahre finden sich Sexten und Septimen
d) Ab 4,0 Jahre bereits Oktaven.

2.5 Auch die musikalischen Motive werden in dieser Entwicklung ausgebaut (1).

a) Bei 3,0 Jahre Melodiemotive, die 4 Töne beinhalten
b) Bei 3 4/12 Jahre Motive, die 7 Töne beinhalten
c) Mit 4,0 Jahren Lieder, die Wiederholungen von Motiven mit 11 Tönen beinhalten.

2.6 Das Spontane Singen im Alltag von Kindern ist für die Entwicklung wichtig und dieses Spontane Singen, diese musikalischen Aktionen, dürfen in keinem Fall verhindert werden. Im Gegenteil, es muss genügend Raum und Zeit für diese schöpferische Phase geschaffen werden. Anweisungen wie „sei nicht so laut", „sei doch mal still", „gib doch mal Ruh'", sind grundverkehrt. Das Singen ist also innerhalb der Musik ein wesentlicher Faktor für die Gesamtentwicklung des heranwachsenden Kindes.

Das Singen muss daher stärker integriert werden in die pädagogischen und therapeutischen Situationen in der sozialpädiatrischen Entwicklung unserer Kinder.

3 Gibt es geeignete Tonlagen und Umfänge für das Singen von Liedern in Vorschulklassen?

Es bleibt der Anspruch, dass neben den Grundfertigkeiten im Lesen, Schreiben und Rechnen (sog. Kulturtechniken) zunehmend eine Förderung der musisch-künstlerischen, sowie der sportlichen und naturwissenschaftlichen Grundlagen in der Grundschule gefordert wird. Der gesunde Gebrauch der eigenen Sprech- und Singstimme ist in diesem Sinne auch eine all diese Bereiche umspannende Grundfertigkeit, die regelmäßig trainiert werden sollte. Es bleibt das pädagogische Ziel: Einen ökonomischen Stimmgebrauch zu fördern, wobei kritisch zu hinterfragen ist, ob die Sprecherziehung allein den Deutsch-Lehrern und die Stimmerziehung allein den Musik-Erziehern überlassen sein soll. Die vorgegebenen Tonarten in den Schulbüchern werden der Singfertigkeit der Kinder nicht gerecht, führt Adelmann aus, da die Kinder in den heutigen Grundschulen tiefer singen möchten, die Grundschule ist ja nach wie vor der bevorzugte Ort, wo Kinder singen (2,7) .

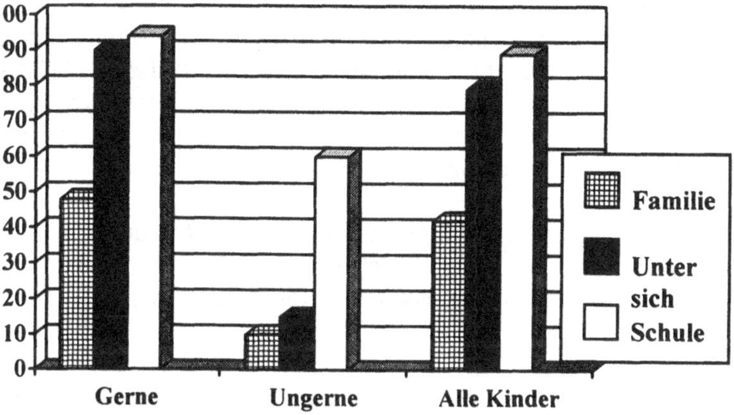

Abb1.: Singhäufigkeit von Kindern: Antworten in % aus 129 ausgewerteten Fragebögen mit 272 Antworten. Gruppenvergleich: Gerne singender mit „Ungern" singenden Kindern (Mehrfachantworten in jeder Gruppe möglich)

3.1 Der Mittelwert des Stimmumfanges und die mittlere Sprechstimmlage als Grundlage für die Wahl der Tonart eines Liedes

Der für Kinder günstige tonale Mittelbereich (Singstimmbereich) liegt zwischen der mittleren Sprechstimmlage (MSL = IDL) und dem Mittelwert des physiologischen Stimmumfanges (MSU): Er umfasst etwa die Sext von C4 bis G#4/A4 (also 8 bis 9 Halbtöne). Der durchschnittliche mögliche Umfang reicht also von A3 (Ton-Nr. 45) bis B4 (TN 59) bzw. bis C5 (TN64), also 14 bis 15 Halbtöne (2). Der für Vorschulkinder günstige mittlere Tonumfang liegt bei E4/F4 (TN 52-53) (Lit 2: Analyse und Beurteilung gemäß der international gebräuchliche Notationsform: a) Die Null-Oktave C0 16,352 Hz, mit Halbton-Nummer 0. b) Die Tonskala reicht bis C10 16744 Hz mit der Halbton-Nummer 120. Danach ist der Kammerton a1 = 440 Hz, = A4 mit der Halbton-Nummer 57.)

Untersuchung mit Vorschulkindern zeigt, dass die Mittelwerte für MOT (Mittelwerte der optimalen Lage der Singstimme) deutlich tiefer liegen als die in den allgemein gebräuchlichen Liederbüchern und/oder Schulbüchern. Die gebräuchlichen Lieder sind in den Schulbüchern am höchsten notiert. (2)

Die mittlere Sprechstimmlage der Kinder ist auf etwa C1 festzulegen. Der Mittelwert der optimalen Tonlage liegt für Vorschulkinder aus dem Jahre 1996 bei cis1, für Vorschulkinder aus dem Jahre 1997 bei d1, für die eingesendeten Lieder der Fernsehsendung Sandmännchen 98 bei e1, für Tonträger (Kinder-CD's) bei f1, für allgemeine Liederbücher bei g1 und für Schulbücher bei gis1.

Winfried Adelmann schlägt deutlich tiefere Tonlagen (1 o. 2 bis 3 Halbtöne tiefer) als bisher üblich vor zum Singen mit Vor- und Grundschulkindern (also maximaler Tonumfang von d bis c2).

3.2 Dazu müssten die Lieder in den Schulbüchern in der Regel um eine kleine Terz tiefer angestimmt werden.

Ein Lied weist dann eine optimale Tonlage auf, wenn sein Durchschnittswert dem Mittelwert der optimalen Tonlage aller Kinder einer Altersstufe entspricht.

Tab.1 :Tonumfänge Kinderlieder (n. Adelmann , 1999) (2)

	N	**Tief**sterTon	**Höch**sterTon	**Umfang** (Halbtöne)
Schulbuch	371	**d1** (D4)	**d2** (D5)	**11**,66
Allg. Liederbuch	397	**cis1** (C#4)	**c2** (C5)	**11**,10

Allg. Liederbuch	397	**cis1** (C#4)	**c2** (C5)	**11**,10
Tonträger (**CD**)	272	**h0** (B3)	**h1** (B4)	**10**,41
Vorschulkinder				
1997	9(31)	**b0** (Bb3)	**fis1**(F#4)	**8**,44
1996	5(31)	**gis0**(G#3)	**f1** (F4)	**8**,80
Sandmännchen				
1998	23	**h0** (B3)	**gis1**(G#4)	**9**,57
Vorchöre RDS*	11	**d0** (D3)/**g0** (G3) -	**f2** (F5)/**h3** (H6)	**28**,50

(*)Tab 1 Vorchöre Regensburger Domspatzen zum Vergleich (19,20)

4 Phoniatrische Untersuchungen von Kindern aus Wien in den 70er und 80er Jahren

Diesbezüglich haben die Arbeiten von Frank und Mitarbeiter umfassende und wichtige Informationen im Sinne eines soziologischen Singstimmumfanges von Kindern Wiener Gymnasien geliefert. Die stimmärztliche Untersuchung bei Kindern ist schwierig, selten gelingt beim Vorschulkind eine Lupenlaryngoskopie oder Stroboskopie (Videodokumentiert) verlässlich. Ein Phonetogramm (Stimmfeld) kann spielerisch mit den Kindern gemessen werden, und hat im phoniatrischen Sprechstundenalltag weitaus mehr Aussagekraft als ein Spektogramm, zudem die Stimmbeurteilung z.B. in der R-B-H-Skala (12) mit einem musikalisch geschulten Ohr unverzichtbar ist. Kindliche Singstimmumfänge können regional und je nach stimmlichem Vorbild und nach stimmlichem Training erhebliche Unterschiede aufweisen.

4.1 Anhand der Literatur der letzten 20 Jahre werden, ohne Anspruch auf Vollständigkeit, die wichtigsten veröffentlichten Stimmumfänge von Kinderchören, mit Schwerpunkt Knabenchören, dargestellt.

Tab. 2 : Kinderchöre (Lit . 3,4,5,10,18,18,20)
1 - 7 = Musikalische Singstimmumfänge,
außer 6 (6 = Pfeifregister) in alter Notation

1. Knabenchor Koppenhagen: Knaben 9 bis 12 Jahre:
   e bis g3 (as3) (Autor: Pedersen 1985)

2. Gymnasiasten Wien, Knaben 12 Jahre vor der Mutation:
   f. (a) bis g2 (c3), Doll et al. 1986
3. Tölzer Knabenchor, 9- bis 12-jährige Knaben:
   Alt e bis a2, Sopran a bis es3,(Klingholz et al. 1989)
4. Regensburger Domspatzen, Knaben 10 bis 13 Jahre:
   Alt f bis a2, Sopran a bis d3, (Weikert Stimmsymposium Bad Boll 1992, Internat. Voice Symposium AVI Salzburg 1995).
5. Agrupaceo Del Cor Madrigal Barcelona, Knaben
   Alt/Sopran: e bis as2 (Bonet 1994)
6. Schulkinder München, Knaben 7 bis 10 Jahre,
   g bis c3 (Böhme 1995)
7. Schulkinder Regensburg, 3. und 4. Klassen, 8 bis 11 J.
   Buben und Mädchen: h bis f2, (Prechtl/Weikert 1994.)

4.1.1 Die stimmliche Voraussetzung für das regelmäßige und befriedigende Kinderchor-Singen:

Singstimmumfang von mindestens 18 HT, Tonhaltedauer über 10 Sekunden, Pianosingen und Schwelltonvermögen wichtiger als zu lautes und zu durchdringendes Singen.

Tab.3 Singgeübte Kinder (Knaben: 8 Grund-,3 Hauptschüler)

Zahl: 11	Mittelwert	Streubreite
Alter	10 J./5 Mo.	10 – 12 Jahre
IDL (Hz)	205 (b)	190 – 235 Hz
= Indifferenzlage,der mittleren Sprechstimmlage entsprechend(Hz)		
THD	über 15 sec.	
= Tonhaltedauer(sec.)		
Dynamik (dB(A))	26 (88)	21 - 32 / 86 – 102*
VK = Vitalkapazität(l)	2.13	1,83 bis 2,84

11 aus insgesamt 51 Knaben des Vorchor-Nachwuchschores Regensburger Domspatzen: Untersuchungen Domsingschule Regensburg Lit 18.
*Erklärung: Dynamik = Steigerungsfähigkeit der Singstimme piano-forte in dB(A), z.B. max. bis 102 dBA , Delta-dB(A) ca 26 (21 –32 (Lit 10).

4.2 Phänomen Kinderstimme der sogenannten normalen Kinderchor-Gruppen

Was ist beim durchschnittlichen Kinderchor mit wöchentlicher Singstimmbeanspruchung von etwa 1 Stunde pro Woche zu beachten?

a) Es handelt sich um die Kinderchöre und Kinderchorgruppen, gemischt im Alter von ca. 5-6 bis 10-12 Jahre, also Vorschulalter bis beginnendes Hauptschulalter, häufig sind die Mädchen in der Überzahl. Der Hauptgedanke ist Freude am Spiel, Wohlfühlen in der Gemeinschaft und Spaß am Singen. Durchschnittlicher Stimmumfang der einfachen Kinderchöre ist: h bis f2 (H3 – F5) (11,20,21) .

b) Auch Kinder mit weniger Musikalität wie die „Brummer" haben eine Chance.

c) Auch Kinder als Polterer können bei ihrer rhythmischen Unsicherheit und ihrer nuscheligen Artikulation gerade in einer solchen Kinderchor-Gruppe gut aufgefangen werden.

d) Das zu laut singende („schreiende") und heisere Kind, z.B. in Form des hypermotorischen Kindes, kann gerade in den Kinderchorgruppen einen therapeutischen Boden vorfinden, aber höchstens bis zu einer Rauhigkeit Grad 1-2, Behauchtheit Grad 2 und Gesamt-Heiserkeitsgrad bis maximal 2 (Lit. 12 : Graduierung der R-B-H- Skala nach Seidner u. Wendler, modifiziert nach Anders und Nawka).

4.3 Noch ein Paar Worte **zum heiseren Kind:**

Heiserkeit als Symptom einer stimmlichen Auffälligkeit ist multifaktoriell zu sehen: Allergie, chronische Infekte der oberen Atemwege, Neigung zur Laryngitis subglottica - Haemophilus influenzae B Impfung, Allergien (Milben-Schimmelpilze), passives Mitrauchen in der elterlichen Wohnung, lautes (= schlechtes) Stimm- und Sprechvorbild der Eltern, Lehrer und Erziehenden, auditive Wahrnehmungsstörung?, Durchsetzungs- und Rivalitätsprobleme in der Geschwisterkette, im Klassenverband (20). Dementsprechend haben Untersuchung und Beratung zu erfolgen, um eine Therapie einzuleiten, die von Eltern und Kindern akzeptiert werden kann. Das Austrian Voice Institute (AVI-

Salzburg) hat Leitlinien entwickelt zur Behandlung für den Umgang mit der sog. „verschrienen Kinderstimme".

5. Mutation

Unter Mutation wird die Veränderung der kindlichen Stimme in die eines Erwachsenen während der Geschlechtsreifung (Pubertät) verstanden. Sie ist gekennzeichnet durch Absinken der Sprech- und Singstimme in dieser Pubertätsentwicklung (19,20) :

Bei Mädchen	: ca. Terz	(4 bis 5 HT)
Bei Buben	: ca. 1 Oktave	(ca. 12 HT).

5.1 Der Stimmwechsel gilt als sekundäres Geschlechtsmerkmal des Adoleszenten. Die Ursachen des Stimmwechsels sind hormonelle Veränderungen. Der Anstieg des Testosterons wird ausgelöst durch die Stimulation des gonadotropen Hypophysenhormons. Dies führt bei Buben dazu, dass in den Keimdrüsen des Hodens die Testosteron-Produktion enorm zunimmt. Bei Mädchen kommt es zu einem leichten Testosteron-Effekt durch eine vermehrte Produktion in der Nebennierenrinde.

5.2 Der Beginn der Mutation ist je nach angeborener Hormonentwicklung, aber insbesondere je nach Kulturkreis und Milieu unterschiedlich und schwankend, so bei Knaben etwa zwischen 11 und 13 Jahre. Sie dauert 3-6 Monate, dieser reinen Mutationsphase schließen sich etwa 0,5 - 2 Jahre Postmutation an.

5.3 Für singmotivierte Heranwachsende und pubertierende Chorsänger ist das neue musikpädagogische Konzept des Mutantenbegleitenden Singens nach Kaiser und Büchner (19) eine wesentliche Bereicherung und stimmphysiologische Verbesserung, nachdem beim unproblematisch verlaufenden Stimmwechsel (Mutation) des Pubertierenden nach heutigen phoniatrischen und musikpädagogischen Kriterien kein Singverbot mehr ausgesprochen wird.

6 Zusammenfassung

Auf die neurophysiologischen Zeitmarken der musischen-emotionalen Entwicklung des Kindes (nach Gino Gschend u. Mechthild Papousek) wurde eingegangen.

Prototypische Musikalität in Form von Prosodie wie Melodie, Dynamik und Rhythmus spielt in den ersten Lebensmonaten eine entscheidende Rolle für die Bahnung der Musikalität und auch des Singens. Liedchensingen als Kulturhandlung kann mit der Ich-Kind- und ab der Wir-Kind-Phase angesetzt werden. Hier hat auch die musikalische Früherziehung spätestens einzusetzen. Die Pflege der Kinderstimme sollte in den vielen möglichen Einrichtungen wie Pfarreien, Schulen und Kindergärten und insbesondere in den Familien sorgsam gehegt werden. Die Singstimme ist ein hohes Gut unserer Kultur. Insbesondere KindergärtnerInnen und GrundschullehrerInnen sollten theoretisch und praktisch mit dem Phänomen Kinderstimme umgehen können. Kinder mit regelmäßiger Chorpraxis sollten einen Singstimmumfang von 18 HT und eine Tonhaltedauer von mindestens 10 Sek. haben. Singen ist die elementare Form der Musikalität und fördert damit die emotionale und soziale Entwicklung: „Konkurrenzdenken passt eben nicht zum Musizieren..." sagt die Pädagogin Frau Dr. Maria Spychinger aus Fribourg. Dr. Hans Eyrich, Präsident des Deutschen Sängerbundes sagte im Mai 1996 in Coburg auf dem 3. Chor-Jugend-Tag: „... alle Kulturen dieser Welt bedienen sich der emotionalen Heil- und Prägekraft der Musik und des Singens. Daraus ist die optimistische Botschaft abzuleiten, dass musische Jugendliche eher gewappnet sind gegen den Trend der Gewalt".

7 Literatur

1. Aufschläger M. und Örter R. (1999): Spontanes Singen und Improvisieren bei Kindern. In: LOGOS interdisziplin. 7/3, 176 – 187.
2. Adelmann, W. (1999): Geeignete Tonlagen und Umfänge für das Singen von Liedern in Volksschulklassen. In: Studien zur Schulpädagogik, Band 21.
3. Bonnet, M. und Kassan (1994): Evaluation of Dysphonia in Childrens` Choir. In: Folia Phoniatrica 26, 27-34.

4. Doll, J., Frank, F. und Sparber, M. (1986): Neue Erkenntnisse über die stimmliche Entwicklung 12- bis 16-jähriger Knabenstimmen. In: Sprache-Stimme-Gehör 10, 143-146.
5. Frank, F., Kallinger, J., Sparber, M. und Vaijda, A. (1979): Neue Erkenntnisse über Stimmumfänge bei 3- bis 5-jährigen Kindern (Kindergartenkinder). In: Sprache-Stimme-Gehör 3, 167-170.
6. Göstl, R. (1996): Singen mit Kindern, Modelle für eine persönlichkeitsbildende Kinderchor-Arbeit. Regensburg.
7. Gräml, O. und Weikert, M (2000): Singen im Kindesalter – Soziologische Aspekte anhand der Literatur und einer Umfrage an Regensburger Grundschulen. Sammelbd. Stuttg. Stimmtage 1998, Akad. f. Gesprochen. Wort, Stuttgart, 309-31.
8. Gschwend, G. (1998): Neurophysiologische Grundlagen der Hirnleistungsstörungen. Erkennen, Verstehen, Rehabilitieren. Basel.
9. Husler, F. und Rodd-Marlin, I. (1978): Die physische Natur des Stimmorgans. Mainz 1978.
10. Klingholz, F., Jolk, A. und Martin, F. (1989): Stimmfelduntersuchungen bei Knabenstimmen (Tölzer Knabenchor). In: Sprache-Stimme-Gehör 13, 107-111.
11. Kreusch, J. D. (1993): Keine Angst vor falschen Tönen, wie Kinder die Musik und ihr Instrument entdecken. München.
12. Nawka, T., Anders, L. C. und Wendler, J. (1994): Die auditive Beurteilung heiserer Stimmen nach dem RBH-System. In: Sprache-Stimme-Gehör 18, 130-133.
13. Papousek, M. und Papousek, H. (1981): Musical Elements in the Infant's Vocalization. In: Advances in Infancy Reserche Vol.1., Norwood, New Jersey, 163-224.
14. Papousek, M. (1996): Intuitive Parenting, a hidden source of musical stimulation and infanzj. In: Musical Beginnings, Origin and Development of Musical Competence. Oxford University Press, 88-112.
15. Papousek, M. (1994): Vom ersten Schrei zum ersten Wort. Anfänge der Sprachentwicklung in der vorsprachlichen Kommunikation. Bern.
16. Piaget, J. (1962): Play, Dreams and Immitation in Childhood. Norton New York.
17. Suttner, Kurt (1998): Singen lernt man nur durch Singen. Intervalle, AMJ-Informationen, 2.
18. Weikert, M., Warwas, G., Liebl, K. H. und Schlömicher-Their, J. (1998): Choirboys Particularities of these Childrens Voices before Mutation. In: Phonoscope 1/1, 16-17.

19. Weikert, M., Kaiser, G., Büchner, R. und Schlömicher-Thier, J. (im Druck, 2002): Mutation – besser, leichter, kürzer durch Stimmbildung? Ein Beitrag zur kulturellen und sozialen Entwicklung der Knabenstimmen aus dem Raum Regensburg. In: Sammelband der Stuttgarter Stimmtage 2000.
20. Weikert, M. (1998): Phänomen Kinderstimme – Biologie, Entwicklung und kultursoziologische Entfaltung der Singstimme des Kleinkindes und Kindes. In: Die Ausdruckswelt der Stimme, Kongressband 1. Stuttgarter Stimmtage, Akad. f. Gesprochen. Wort 1996, 262 –271.
21. Wendler, J. (1968): Stimmstörungen im Kinderchor. In: Musik in der Schule 19, 240 – 249.

Verzeichnis der Schriften von Volkmar Clausnitzer

1 Bücher und Sammelbände

1988: Jentzsch, H., Clausnitzer, V. (Hrsg.): Aphasie – Diagnose, Therapie , Rehabilitation und Prognose. Manuskriptdruck, Halle (Saale).

1990: Muskelfunktionsübungen im orofazialen Bereich (zus. m R. Clausnitzer und C. Curschellas). Edition der Schweizerischen Zentralstelle für Heilpädagogik, Luzern (inzwischen 4. Aufl. 1998).

1992: Myofunktionelle Therapie aus sprechwissenschaftlicher und kieferorthopädischer Sicht (zus. m. E. Thiele und R. Clausnitzer). Hüthig, Heidelberg.

1995: Hinweise zum wissenschaftlichen Arbeiten für Studierende der Sprecherziehung (zus. m. R. W. Wagner). Bayerischer Verlag für Sprechwissenschaft, Regensburg.

1997: Clausnitzer, V., Clausnitzer, R. (Hrsg.): Logopädie für Studierende und Praktiker. Bd. 1: Grundlagen der Therapie von Sprach- und Sprechstörungen. Hüthig, Heidelberg.

2001: Orofaziale Muskelfunktionstherapie (OMF) – Ein myofunktionelles Übungsbuch. verlag modernes lernen, Dortmund.

2 Beiträge in Lehrbüchern

1982: Ablauf der sprechwissenschaftlichen Stimmfunktionstherapie. In: Pfau, E.-M., Streubel, H.-G. (Hrsg.): Die Behandlung der gestörten Sprechstimme – Stimmfunktionstherapie. VEB Georg Thieme, Leipzig, 84-90.

1994: Der Beitrag der Sprechwissenschaft und Sprecherziehung. In: Grohnfeldt, M. (Hrsg.): Stimmstörungen (Bd. 7 des achtbändigen „Handbuchs der Sprachtherapie“). Edition Marhold im Wissenschaftsverlag Volker Spiess, Berlin, 67-87.

1997: Paradigmenwechsel in der Kommunikationstherapie. In: Clausnitzer, V., Clausnitzer, R. (Hrsg.): Logopädie für Studierende und Praktiker, Bd. 1. Hüthig, Heidelberg, 5-26.

Phylogenese und Ontogenese des Kommunikationsverhaltens. In: Clausnitzer, V., Clausnitzer, R. (Hrsg.): Logopädie für Studierende und Praktiker, Bd. 1. Hüthig, Heidelberg, 27-183.

3 Behandlungsmaterial

1970: Autorenkollektiv: Übungsmaterial für den Sprachheilunterricht stammelnder Kinder (sechs theoretische Hefte und sechs Serien Bild- und Textmaterial zu je 140 Blättern). Verlag Rudolf Forkel KG, Pößneck (mit mehreren Nachauflagen).

4 Beiträge in Sammelbänden

1982: Zum Stand der sprecherzieherischen Ausbildung der Krippenerzieherinnen. In: Krech, E.-M., Stock, E. (Hrsg.): Sprechwirkungsforschung, Sprecherziehung, Phonetik und Phonetikunterricht. Wiss. Beiträge 1982/55 (F 40) der Martin-Luther-Universität Halle, 201-213.

1986: Die Bedeutung von Stimmstörungen in der Behandlung von sprachgestörten Kindern. In: Hinteregger, F., Meixner, F. (Hrsg.): Sprachheilpädagogische Arbeit mit mehrfachbehinderten Kindern. Jugend und Volk/Diesterweg/Sauerländer, Wien/Frankfurt a. M./Aarau, 217-230.

1987: Die Klinische Sprechwissenschaft in der DDR unter besonderer Berücksichtigung der praktischen Ausbildung von Studenten. In: Haeberlin, U., Amrein, C. (Hrsg.): Forschung und Lehre für die sonderpädagogische Praxis. Haupt, Bern/Stuttgart, 267-276.

Zusammenhänge zwischen Bildungsmodus des S, Sigmatismus und Dysgnathien (zus. m. R. Clausnitzer). In: Krech, E.-M., Suttner, J., Stock, E. (Hrsg.): Ergebnisse der Sprechwirkungsforschung. Wiss. Beiträge 1987/19 (F 67) der Martin-Luther-Universität Halle, 436-446.

Zu einigen Aspekten der Zusammenarbeit des Klinischen Sprechwissenschaftlers mit dem Kieferorthopäden. In: Krech, E.-M., Stock, E. (Hrsg.): Ergebnisse der Sprechwirkungsforschung. Wiss. Beiträge (1987/19) (F 67) der Martin-Luther-Universität Halle, 447-455.

1988: Sprachaufbau bei einem sechsjährigen Vorschulkind nach schwerer Kohlenmonoxidvergiftung. In: Jentzsch, H., Clausnitzer, V. (Hrsg.): Aphasie – Diagnose, Therapie, Rehabilitation und Prognose. Halle (Manuskriptdruck), 73-78.

Bedeutung der orofazialen Muskelfunktionstherapie (OMF) für die Behandlung von Dyslalien (zus. m. R. Clausnitzer). In: Jentzsch, H., Clausnitzer, V. (Hrsg.): Aphasie – Diagnose, Therapie, Rehabilitation und Prognose. Halle (Manuskriptdruck), 94-98.

1989: Zu einigen historischen Aspekten der Zusammenarbeit des Klinischen Sprechwissenschaftlers mit dem Kieferorthopäden. In: Krech, E.-M., Stock, E. (Hrsg.): Entwicklungstendenzen der Sprechwissenschaft in den letzten 25 Jahren. In: Wiss. Beiträge 1989/3 (F 85) der Martin-Luther-Universität Halle, 16-28.

Zur Kommunikationssituation im Säuglingsalter. In: Bastian, H.-J. (Hrsg.): Die Kommunikationssituation. In: Wiss. Beiträge der Ernst-Moritz-Arndt-Universität Greifswald, 113-122.

1991: Die Rolle der Stimmstörungen in der Sprachtherapie. In: Kutter, U., Wagner, R. W. (Hrsg.): Stimme. Scriptor, Frankfurt a. M., 9-22.

Erfahrungen mit myofunktioneller Therapie bei schwer und schwerst geschädigten Kindern und Auswirkungen auf die orofaziale Muskulatur. In: Berndsen, K.-J., Berndsen, S. (Hrsg.): Neuromotorische Koordinationsstörungen und Auswirkungen auf die orofaziale Muskulatur. Peter Lang, Frankfurt a. M./Bern/ New York/Paris, 66-75.

1993: Körpersprachliche Möglichkeiten bei der Behandlung von Stimmpatienten und von sprachentwicklungsretardierten Kindern. In: Lotzmann, G. (Hrsg.): Körpersprache. Ernst Reinhardt Verlag, München/Basel, 120-139.

1996: Dyslalie und Beziehungen zur Standardaussprache (zus. m. R. Clausnitzer). In: Krech, E.-M., Stock, E. (Hrsg.): Beiträge zur deutschen Standardaussprache. Verlag Werner Dausien, Hanau/Halle, 95-100.

Kinesiologie in der Stottertherapie (zus. m. J. Donczik). In: Interdisziplinäre Zusammenarbeit: Illusion oder Vision? (XXII. Arbeits- und Fortbildungstagung der dgs, 26.-28.9.1996 in Münster). dgs-Landesgruppe Westfalen-Lippe, Hamm, 561-570.

1997: Beziehungen zwischen dem Rhotazismus und fehlerhaften Schluckgewohnheiten – ein Beitrag zur Standardaussprache des Deutschen. In: Haase, M., Meyer, D. (Hrsg.): Von Sprechkunst und Normphonetik. Verlag Werner Dausien, Hanau/Halle, 46-53.

1998: Zur multifaktoriellen Ätiopathogenese des Rhotazismus. In: Falgowski, J., Greifenhahn-Kell, L., Leutloff, A. (Hrsg.): Zu Sprach-, Sprech- und Stimmstörungen. Verlag Werner Dausien, Hanau/Halle, 37-44.

Die Stimme im Prozeß des kindlichen Spracherwerbs. In: Gundermann, H. (Hrsg.): Die Ausdruckswelt der Stimme. Hüthig, Heidelberg, 143-147.

1999: Wechselwirkungen zwischen den Funktionen des orofazialen Systems und Dysgnathien. Eine zusammenfassende Darstellung. (zus. m. R. Clausnitzer). In: Krech, E.-M., Stock, E. (Hrsg.): Sprechwissenschaft – Zu Geschichte und Gegenwart. Peter Lang, Frankfurt a. M., 131-143.

2001: Wechselwirkungen zwischen Aussprachefehlern, Gebissanomalien und orofazialen Dysfunktionen (zus. m. R. Clausnitzer).

In: Allhoff, D.-W. (Hrsg.): Förderung mündlicher Kommunikation. Reinhardt Verlag, München/Basel, 21-24 (i. Dr.).

Störungen der Zeitregulierungsfähigkeit als ätiologischer Faktor bei Kommunikationsstörungen. In: Sammelband zu Ehren G. Lotzmann. Ernst Reinhardt Verlag, München/Basel (i. Dr.).

5 Zeitschriftenartikel

1984: Phoniatrisch-sprechwissenschaftliche Aufgaben einer poliklinischen HNO-Abteilung. In: Recipe (Halle) 5, H. 3, 10-12.

1985: Zur Entwicklung der Stimme beim Kind und Jugendlichen – Ein Beitrag zur menschlichen Kommunikationsfähigkeit (Einleitung und Phylogenese). In: Der Sprachheilpädagoge 17, H. 4, 8-34.

1986: Zur Entwicklung der Stimme beim Kind und Jugendlichen – Ein Beitrag zur menschlichen Kommunikationsfähigkeit (Kommunikation des ungeborenen Menschen). In: Der Sprachheilpädagoge 18, H. 1, 12-24.

Die Zusammenarbeit zwischen Kieferorthopäden und Klinischen Sprechwissenschaftlern (zus. m. R. Clausnitzer). In: Recipe (Halle) 7, Nr. 5, 13f.

Zusammenhänge zwischen Dysgnathien und dorsaler bzw. apikaler S-Lautbildung (zus. m. R. Clausnitzer). In: Stomatologie der DDR 36, H. 11, 634-638.

1987: Zur Entwicklung der Stimme beim Kind und Jugendlichen – Ein Beitrag zur menschlichen Kommunikationsfähigkeit (Kommunikation des Neugeborenen). In: Der Sprachheilpädagoge 19, H. 2, 1-25.

Die Klinische Sprechwissenschaft in der DDR unter besonderer Berücksichtigung der praktischen Ausbildung der Studenten. In: Vierteljahresschrift für Heilpädagogik und ihre Nachbargebiete (Schweiz) 56, H. 2, 267-270.

1988: Neuester Stand unserer Forschungen zum Verhältnis von Dysgnathien, Bildungsmodus des S und Schluckhabit (ungarisch; zus. m. R. Clausnitzer). In: Gyogypedagogiai Szemle (Sonderpädagogische Rundschau, Budapest) 16, H. 2, 108-112.

Die Klinische Sprechwissenschaft in der DDR. In: Bulletin des Vereins Berner Logopädinnen und Logopäden 7, H. 3, 3-11.

1989: Zur Entwicklung der Stimme beim Kind und Jugendlichen – Ein Beitrag zur menschlichen Kommunikationsfähigkeit (1. Vierteljahr). In: Der Sprachheilpädagoge 21, H. 1, 51-70.

Muskelfunktionstherapie im orofazialen Bereich (zus. m. R. Clausnitzer). In: Kinderärztliche Praxis 57, H. 2, 61-70.

Sprechfunktion, Zahn- und Kieferstellung sowie Weichteilfunktionen – Einige für den Sprachheilpädagogen wichtige theoretische Grundgedanken (zus. m. R. Clausnitzer). In: Der Sprachheilpädagoge 21, H. 2, 1-6.

Die Rolle der Zungenbewegungen in der interdisziplinären Behandlung von oralen Dysfunktionen, Dysgnathien und Sigmatismen (zus. m. R. Clausnitzer). In: Praxis der Psychomotorik 14, H. 3, 115f und 145f.

Zusammenhänge zwischen Dysgnathien, Bildungsmodus des S und fehlerhaftem Schlucken (zus. m. R. Clausnitzer). In: Stomatologie der DDR 39 (1989), H. 8, 569-572.

Häufigkeit der Sigmatismen bei den verschiedenen Dysgnathien (zus. m. R. Clausnitzer). In: Die Quintessenz 40, H. 10, 1853-1858.

Fallbericht: Behandlung eines Wangenbeißens mittels MFT. In: MFT-Mitteilungen 4, H. 3, 16f.

Analyse des Behandlungsverlaufs von 178 mit MFT betreuten Patienten (zus. m. R. Clausnitzer). In: Die Sprachheilarbeit 34, H. 6, 271-278.

1990: Orofaziale Muskelfunktionstherapie OMF – interdisziplinäre Bedeutung (I. Teil) (zus. m. R. Clausnitzer). In: der kinderarzt 21, H. 7, 1001-1004.

Dysgnathien und apikale S-Lautbildung (zus. m. R. Clausnitzer). In: Zahn-, Mund- und Kieferheilkunde 78, H. 7, 611-614.

1991: OMF – interdisziplinäre Bedeutung (II. Teil) (zus. m. R. Clausnitzer). In: der kinderarzt 22, H. 5, 815-820.

Zusammenhänge zwischen Sigmatismen, fehlerhaftem Schluckmodus und Zahn- und Kieferstellungsanomalien (zus. m. R. Clausnitzer). In: Die Sprachheilarbeit 36, H. 1, 14-17.

Zusammenhänge zwischen offener Mundhaltung, Zahn- und Kieferstellungsanomalien und fehlerhaften „funktionellen" Abläufen beim Schlucken und Sprechen (zus. m. R. Clausnitzer). In: Logopädie (Zürich) 14, H. 2, 46-54.

1992: OMF – interdisziplinäre Bedeutung (III. Teil) (zus. m. R. Clausnitzer). In: der kinderarzt 23, H. 11, 1846-1859.

Auf ein Wort: Muskelfunktionsübungen – Myofunktionelle Therapie. In: Die Sprachheilarbeit 37, H. 6, 285f.

1993: Altersabhängige Häufigkeitsverteilung von Dysfunktionen bei Kindern mit Gebissanomalien und Kindern mit normalen Gebissen (zus. m. R. Clausnitzer). In: Die Sprachheilarbeit 38, H. 1, 44-47.

Vergleich der Häufigkeitsverteilung von Sigmatismen und gestörtem Schluckmodus sowie von deren gekoppeltem Auftreten bei verschiedenen Gebissanomalien (zus. m. R. Clausnitzer) In: Logopädie (Zürich) 16, H. 3, 19-25.

1994: Sigmatismen, gestörtes Schluckverhalten und offene Mundhaltung im Zusammenhang mit Gebissanomalien (zus. m. R. Clausnitzer). In: Sozialpädiatrie und Kinderärztliche Praxis 16, H. 2, 109-113.

Phylogenetische und ontogenetische Aspekte in der Therapie von Kommunikationsstörungen. In: Logopädie (Zürich) 17, H. 2, 24-34.

OMF – ein myofunktionelles Konzept zur Anbahnung und zum Training von Muskelfunktionen (zus. m. R. Clausnitzer). In: praxis ergotherapie 7, H. 4, 219-224.

1996: Kinesiologie in der Stottertherapie (zus. m. J. Donczik). In: Die Sprachheilarbeit 41, H. 3, 147-162.

1997: Zur praktischen Förderung der Wahrnehmungfähigkeit. In: Praxis der Psychomotorik 22, H. 3, 161-170.

2000: Der Einfluss von Gebissanomalien auf die geschlechtsspezifische Häufigkeitsverteilung von Sprachlautfehlern und gestörtem Schluckverhalten (zus. m. R. Clausnitzer). In: Die Sprachheilarbeit 45, H. 5, 220-223.

2001: Taktil-kinästhetische Wahrnehmung und Lese-Rechtschreibschwäche (zus. m. J. Donczik). In: Ergotherapie. Z. f. angewandte Wissenschaft 2, H. 1, 20-30.

Gibt es eine phonologische Dyslalie? In: Der Sprachheilpädagoge 33, H. 3 (erscheint im Sept. 2001).

Wird die taktil-kinästhetische Wahrnehmung als Element des Ursachengefüges von Lese-Rechtschreibschwächen vergessen? (zus. m. J. Donczik). In: Die Sprachheilarbeit 46, H. 4 (i. Dr.; erscheint August 2001).

6 Zeitschriften-Referate

Referierung der russischen Fachzeitschrift „Defektologija" (Moskwa) zus. m. R. Clausnitzer in der Wiener Zeitschrift „Der Sprachheilpädagoge" ab Nr. 1/1981:
etwa 20 Folgen

7 Berichte von Tagungen, Kongressen, Workshops, Fortbildungsveranstaltungen usw.

Seit 1981 wurden über 60 Berichte in folgenden Zeitschriften veröffentlicht (auch 2001):

- Der Sprachheilpädagoge
- HNO-Praxis
- Sozialpädiatrie
- Kinderärztliche Praxis
- Die Sprachheilarbeit
- Deutsche Zeitschrift für Biologische Zahnmedizin
- MFT-Mitteilungen
- logopedie en foniatrie (Niederlande)
- HNO (Springer)

8 Rezensionen

Seit 1987 wurden 36 Buchbesprechungen in folgenden Zeitschriften publiziert:

- Der Sprachheilpädagoge
- MFT-Mitteilungen
- Die Sprachheilarbeit
- Logopädie (Zürich)
- logopedie en foniatrie (Niederlande)
- Deutsche Zeitschrift für Biologische Zahnmedizin
- Kinderärztliche Praxis
- Z. f. Phonetik/Sprachwissenschaft/Kommunikationsforschung
- LOGOS interdisziplinär
- sprechen (Regensburg)

Verzeichnis der Autoren

PD Dr. phil. Hans-Jürgen Bastian
TERTIA Training und Consulting GmbH & Co.KG
Höhere Berufsfachschule für Logopädie
Werner-Seelenbinder-Straße 17
98529 Suhl

Dr. med. dent. Renate Clausnitzer
Heckenweg 10
84547 Emmerting

Prof. Dr. med. Volker Gall
Klinik für Phoniatrie und Pädaudiologie
Klinikum der J. W. Goethe-Universität Frankfurt
Theodor-Stern-Kai 7
60590 Frankfurt am Main

Dipl. Phys. Elisabeth Glass
Institut für Kinder- und Jugendpsychiatrie und Psychotherapie
Spezialambulanz und Forschungsabteilung für Entwicklungsstörungen
Ludwig-Maximilians-Universität
Nußbaumstr. 7
80336 München

Irene Gudermann
Sprachheilpädagogin
Kaygasse 1
50676 Köln

Prof. Dr. med. Horst Gundermann
Philipp-Wolfrum-Weg 5
69121 Heidelberg

Dr. phil. Marion Hermann-Röttgen M.A.
Taubenheimstr. 25
70372 Stuttgart

Prof. Dr. phil. Eva-Maria Krech
Martin-Luther-Universität Halle-Wittenberg
Institut für Sprechwissenschaft und Phonetik
06099 Halle/S.
E-Mail: krech@sprechwiss.uni-halle.de

Dr. phil. Waldemar Lehmann
Institut für Sonderpädagogik
Universität Potsdam

Dipl.-Sprechwiss. Annette Leutloff
Martin-Luther-Universität Halle-Wittenberg
Institut für Sprechwissenschaft und Phonetik
06099 Halle/S.
E-Mail: leutloff@sprechwiss.uni-halle.de

Dr. med. dent. Herbert Michel
Ludwigstr. 11
97070 Würzburg

Dr. med. Erhard Miethe
Facharzt für HNO-Krankheiten
Facharzt für Phoniatrie / Pädaudiologie
Leiter der Abteilung für Stimm- und Sprachstörungen
im Klinikum Stuttgart, Katharinenhospital, HNO-Klinik
Kriegsbergstr. 60
70174 Stuttgart

Margarete Saatweber
Atem-, Sprech- und Stimmlehrerin
Forststr. 22
42369 Wuppertal
E-Mail: M.Saatweber@t-online.de

Dipl. Psych. Beate Sabisch
Institut für Kinder- und Jugendpsychiatrie und Psychotherapie
Spezialambulanz und Forschungsabteilung für Entwicklungsstörungen
Ludwig-Maximilians-Universität
Nußbaumstr. 7
80336 München

Dr. med. Petra Schelhorn-Neise
Institut für Phoniatrie und Pädaudiologie
Friedrich-Schiller-Universität Jena
Stoystr. 3
07740 Jena

Prof. Dr. med. Waldemar v. Suchodoletz
Institut für Kinder- und Jugendpsychiatrie und Psychotherapie
Spezialambulanz und Forschungsabteilung für Entwicklungsstörungen
Ludwig-Maximilians-Universität
Nußbaumstr. 7
80336 München

Dozent Dr. phil. Walter Trenschel
August-Bebel-Straße 43
18055 Rostock

Dr. med. Ruth Uwer
Institut für Kinder- und Jugendpsychiatrie und Psychotherapie
Spezialambulanz und Forschungsabteilung für Entwicklungsstörungen
Ludwig-Maximilians-Universität
Nußbaumstr. 7
80336 München

Roland W. Wagner
Sprecherzieher (DGSS/univ.)
Pädagogische Hochschule Heidelberg, Fakultät II
Keplerstr. 87
69120 Heidelberg
E-Mail: wagner@ph-heidelberg.de

Dr. med. Matthias Weikert
HNO-Praxis und Praxis für Stimm- und Sprachstörungen
Kumpfmühler Str. 3
93047 Regensburg
E-Mail: M.Weikert.HNO-PHON.Regensburg@t-online.de

Dr. phil. Susanne Zimmermann
Institut für Phoniatrie und Pädaudiologie
Friedrich-Schiller-Universität Jena
Stoystr. 3
07740 Jena

Hallesche Schriften zur Sprechwissenschaft und Phonetik

Herausgegeben von Eva-Maria Krech und Eberhard Stock

Band 1 Eva-Maria Krech / Eberhard Stock (Hrsg.): Beiträge zur deutschen Standardaussprache. Bericht von der 16. Sprechwissenschaftlichen Fachtagung 1994 an der Martin-Luther-Universität Halle-Wittenberg. Zum Gedenken an Hans Krech. 1996.

Band 2 Eva-Maria Krech / Eberhard Stock (Hrsg.): Sprechen als soziales Handeln. Festschrift zum 70. Geburtstag von Geert Lotzmann. 1997.

Band 3 Eva-Maria Krech / Eberhard Stock (Hrsg.): Sprechwissenschaft – Zu Geschichte und Gegenwart. Festschrift zum 90jährigen Bestehen von Sprechwissenschaft/Sprecherziehung an der Universität Halle. 1999.

Band 4 Yvonne Anders: Merkmale der Melodisierung und des Sprechausdrucks ausgewählter Dichtungsinterpretationen im Urteil von Hörern. Sprechwissenschaftlich-phonetische Untersuchungen. 2001.

Band 5 Margret Bräunlich / Baldur Neuber / Beate Rues (Hrsg.): Gesprochene Sprache – transdisziplinär. Festschrift zum 65. Geburtstag von Gottfried Meinhold. 2001.

Band 6 Eva-Maria Krech (Hrsg.): Sprach-, Sprech- und Stimmstörungen – interdisziplinäre Kooperation in der Therapie. Festschrift zum 65. Geburtstag von Volkmar Clausnitzer. 2002.

Band 7 Baldur Neuber: Prosodische Formen in Funktion. Leistungen der Suprasegmentalia für das Verstehen, Behalten und Bedeutungs(re)konstruktion. 2002.

FSC
www.fsc.org
MIX
Papier | Fördert gute Waldnutzung
FSC® C083411

Kolibri 360 GmbH
Ferdinand-Jühlke-Straße 7
99095 Erfurt, Deutschland
produktsicherheit@kolibri360.de

Druck:
CPI Druckdienstleistungen GmbH
im Auftrag der
Kolibri 360 GmbH
Ferdinand-Jühlke-Str. 7
99095 Erfurt